Besuch vom zukünftigen Selbst

**Impressum**



1. Auflage 2023

Buch-Interview und Coaching: Marian Prill
Lektorat: Silke Hecht
Cover: Nicole Schrottge
Buchsatz: Michelle Hürten

ISBN 978-3-949-26513-6


Bibliografische Information der Deutschen Nationalbibliothek:
Die Deutsche Nationalbibliothek verzeichnet diese Publikation in der Deutschen Nationalbibliografie; detaillierte bibliografische Daten sind im Internet abrufbar unter: http://dnb.d-nb.de

Marian Prill Verlag
Lisztstraße 2
14656 Brieselang

E-Mail: hallo@marianprill-verlag.de
Web: https://www.marianprill-verlag.de

Tim J. Weber

# Besuch vom zukünftigen Selbst

Eine Geschichte über Körper, Geist und Seele
und die Frage, warum wir nicht tun, was wir lieben

MARIAN PRILL VERLAG
Sprechend Buchautor werden

Der studierte Gesundheitsmanager (M.A.) und Mitbegründer des Beratungsunternehmens Preventlia liefert mit diesem Business-Roman Impulse für eine gesündere Lebenseinstellung. Als Anhänger ganzheitlicher Gesundheitskonzepte hält der Autor den Rundumblick auf Körper, Geist und Seele essentiell, um in eine unbeschwerte Zukunft zu starten. **Tim J. Weber** wurde 1988 in Wittlich geboren.

# Inhaltsverzeichnis

Vorwort 8

Die Ausgangslage:
Neuer Auftrag für Heinrich Sturm 15

Tiefkühlpizza und andere Ernährungsformen 19

Zigaretten aus Liebe 36

Was ein leerer Teller mit der Wetterlage zu tun hat 44

Von Bandscheiben und Hamburgern 51

Sport, Smartphones und Sicherheit 58

Sturm mit Drang 78

Von der Hardware zur Software und zurück 83

»Aus Fehlern lernen« 95

50 Jahre später 102

Der geheimnisvolle Briefumschlag ... 104

Bewegte Zeiten ... 113

Johanns Gier und weitere Erinnerungen an ein bewegtes Leben ... 117

An einem stürmischen Winterabend ... 127

Warum ich dieses Buch geschrieben habe ... 131

Weitere Bücher aus dem Verlag ... 135

# Wie dieses Buch funktioniert

Jedes Kapitel in diesem Buch wird von einem solchen Kapiteltrenner mit jeweils einem individuellen QR-Code und einem Webseitenlink abgeschlossen. Damit sind sich Leserschaft und Autor so nah, wie es in der Vergangenheit durch ein Buch kaum möglich war.

**autorenclub.de/tw**

Über den Zugang zur Internetseite des Autors lassen sich die einzelnen Buchkapitel kommentieren. Neben Feedbacks sind auch Fragestellungen möglich, die der Autor per Sprachnachricht oder E-Mail beantworten wird.

Entscheide selbst, ob du Tim J. Weber persönlich Feedback geben möchtest oder deine Meinung mit der gesamten Leserschaft teilst. Wenn Fragen zur Interaktion mit dem Autor aufkommen, beantwortet unser Verlagsteam diese gerne unter: leserfragen@marianprill-verlag.de

# Vorwort

Es ist schon etwas länger her, ich hatte noch keinen Führerschein – ich war also vielleicht 16 oder 17 Jahre alt – als ich mit meinen Schwiegereltern und meiner Freundin nach München fuhr. An diesem Wochenende wurde die Allianz Arena eröffnet und das erste Bundesligaspiel fand statt.

Jeder Fußballfan weiß, dass solche Ereignisse nicht nur für die Münchener Fußballwelt von außerordentlicher Bedeutung sind: Fans überall in der Stadt, Gesänge, gefüllte Biergärten und Straßenzüge.

Die Wahrscheinlichkeit, für ein solches Spiel noch Karten zu bekommen, war gering bis unmöglich und, vor allem am Tag des Spiels, fern jeglicher Realität.

Wir saßen gemütlich in einem Biergarten und beobachteten eine Fangruppe, die sich mit Gesängen auf das Spiel einstimmte. Jenny forderte mich auf, nach Karten für das Spiel zu fragen, denn sie sah mir an, dass ich gerne dabei wäre. Doch ich winkte ab. Also entschloss sie sich, selbst ihr Glück zu versuchen, stand auf und ging zu den Fans, um nach einer Karte zu fragen. Ich schüttelte ungläubig mit dem Kopf und dachte: »Lass' sie mal machen!«

Und dann bot sich mir folgendes Bild: Meine Freundin, die heute meine Frau ist, sprach einen Mann Mitte Dreißig und in voller Fankluft an, der gerade mit seinen Freunden anstoßen wollte. Sie unterhielten sich zwei Minuten. Ich wunderte mich nur, warum sein »Nein!« so lange dauerte. Einen Moment später drehte der Mann meiner Freundin den Rücken zu und verschwand hinter einer Ecke. Nun winkte Jenny mich aufgeregt zu sich. Gab es Probleme? Ich stand auf und näherte mich ihr zügig. Als ich bei ihr ankam, bog der Mann mit der Fußballkutte auf uns zu. Er hob die Hand und ich traute meinen Augen nicht: Zwei Karten für das Spiel am Abend in der neuen Allianz Arena! Zu den beiden Dauerkarten gab er uns eine Handynummer des Besitzers, um ihm die Karten nach dem Spiel wieder zurückgeben zu können.

Meine Skepsis verflog erst, als ich die Karte an das Drehkreuz hielt und es mit blecherndem Knarren und grünem Pfeil Einlass gewährte. Ich war überrascht. Nicht zuletzt wegen des geringen Preises. Ich glaube, wir haben 30 Euro pro Karte bezahlt. Und doch funktionierte es. Wir kamen ins Stadion, sahen das Spiel und anschließend gaben wir die Karten zurück.

Learning: Nicht nachdenken, sondern ausprobieren und machen!

Wie heißt es so schön? »Alle haben gesagt, dass es nicht geht. Und dann kam einer, der das nicht wusste und hat's einfach gemacht.« In diesem Fall war das Jenny. Vermutlich habe ich mich in München zurückgehalten, weil mir in meinem Leben nicht alles zugefallen ist. Meinem Bruder schon, zumindest war ich als Kind dieser Überzeugung.

Er war ein Überflieger-Typ, schlau und clever, hat das erste Schuljahr übersprungen. Für sein Alter verhältnismäßig klein, war er mir dennoch in vielem voraus. In den Ballsportarten war er besser als ich, bei den Hausaufgaben schneller und gewann dadurch aus meiner Sicht immer etwas mehr Aufmerksamkeit. Ich kann nicht verschweigen, dass ich hin und wieder großen Neid verspürte.

Jedes Jahr zu Pfingsten trafen sich meine Eltern mit Freunden zum Zelten und zum Feiern. Wir Kinder streunten im Wald herum, bauten Pfeil und Bogen, kletterten auf Bäume und erkundeten die Umgebung. Ein Highlight jedes Jahr waren die Volleyball-Spiele. Auch hier punktete mein Bruder, der zwei Jahre jünger ist als ich, durch seine Leistungen. Alle Augen waren immer auf ihn gerichtet, zumindest in meiner Erinnerung. Man klatschte ihm zu, feuerte ihn an. Jede Aktion von ihm wurde tosend gefeiert. Selbstverständlich gewann sein Team ständig gegen meines. Ihm in solchen Situationen Positives zu wünschen, fiel mir sehr schwer.

Ich konnte mir nie so richtig erklären, woher dieses Gefühl kam. Über die Jahre habe ich diese Ereignisse reflektiert und verarbeitet. Ich glaube, dass jeder Mensch ein bisschen Neid in sich trägt, bedingt auch durch das Grundbedürfnis nach Anerkennung und Wertschätzung. Selbstverständlich trifft meinen Bruder in Bezug auf meine damaligen Gefühle keine Schuld. Dass ich ihm gegenüber immer wieder solchen Neid verspürt habe, erfährt er erst durch dieses Buch.

Meine Eltern trifft ebenfalls keine Schuld. Denn ich hatte eine absolut harmonische Kindheit. Groß geworden bin ich in einem Angestellten-Haushalt. Doch ich habe schon immer den Drang nach Selbstständigkeit und Freiheit verspürt. Bei allem, was ich gemacht habe, bin ich von meinen Eltern nie unter Druck gesetzt worden, stattdessen bedingungslos unterstützt. Nie musste ich mich in irgendeiner Weise bei ihnen für irgendetwas rechtfertigen.

Im Gegenteil: Rückblickend kann ich sagen, dass sie durch diese Art der Erziehung meinen Weg in die Selbstständigkeit überhaupt erst ermöglicht haben.

Irgendwann stellt sich ein junger Mensch zwangsläufig die Frage: »Was möchte ich eigentlich mal werden?« Das war für mich lange Zeit kein einfaches Unterfangen. Fußballprofi? Oder meinem großen Vorbild aus der Kindheit, Indiana Jones, nacheifern und Archäologe werden? Oder eine Zeitmaschine erfinden wie Doc Brown in meinem Lieblingsfilm »Zurück in die Zukunft«?

Weil ich nie in ein Korsett gezwängt wurde und meine Eltern mir vertraut haben, blieb mein Horizont geweitet. Meine Ausbildung als technischer Zeichner zeigte mir, dass »nine to five« in einem Büro absolut nicht meine Welt ist. Also musste die Suche weitergehen! Mein Vater ebnete mir dabei den Weg mit einer Frage, die er mir immer wieder stellte:

»Wofür bist du gedacht worden?«

Es gibt Momente, in denen eine Frage ein ganzes Leben verändert. Bei der Suche nach der Antwort darauf fiel es mir dann wie Schuppen von den Augen. Ich war plötzlich der felsenfesten Überzeugung, dass jeder Mensch auf dieser Erde eine Aufgabe hat. Auch ich.

In meiner Gedankenwelt sah das dann so aus, dass ich mir vorstellte, in einem kleinen gemütlichen Dorf zu leben. Und in diesem Dorf war jeder ein Experte für ein bestimmtes Themengebiet: Der eine schneiderte die Kleidung für seine Mitmenschen, der andere konnte gut mauern und baute Häuser. Wieder ein anderer kannte sich sehr gut mit Geld aus und beriet die Einwohner zu den Themen Sparen und Anlegen.

Jetzt stellte ich mir die Frage, welche Aufgabe möchte ich gerne in diesem Dorf übernehmen? Ich überlegte, dass Kleidung, ein Haus und Geld zu haben auch sehr wichtig und schön sind, doch alles seinen Wert verliert, wenn man nicht gesund ist. Das Leben macht ja nur dann wirklich Spaß, wenn man rundum fit und vital ist. Mit dieser Erkenntnis hatte ich meinen Entschluss gefasst: Ich wollte meine Mitmenschen dabei unterstützen, gesund zu bleiben. Und bis heute identifiziere ich mich zu 100 % mit dieser Aufgabe.

Dieses Beispiel zeigte mir eindeutig: Wenn ich mir die richtigen Fragen stelle, können sie mein Leben verändern. Die Suche nach Antworten bringt Orientierung und Sinn.

Als junger Student hatte ich ein einschneidendes Aha-Erlebnis. Voll bepackt mit dem Wissen, welches ich an der Uni erworben hatte, sollte ich nun auf die Menschheit losgehen. Doch schnell stellte ich fest, dass die meisten gar nicht so heiß darauf waren, sich aktiv präventiv mit ihrer Gesundheit zu beschäftigen. Taten sie es doch und hatten den Entschluss gefasst, sich zum Beispiel gesünder ernähren zu wollen oder sich mehr zu bewegen, legten sie diese Pläne schon nach wenigen Wochen wieder auf Eis und stellten ihr Vorhaben ein. Ich konnte nicht mehr zählen, wie oft ich in diesem Zusammenhang das Argument »keine Zeit« gehört hatte. Keine Zeit? Keine Zeit für die eigene Gesundheit?

Ich dachte viel darüber nach. Das fiel mir leicht, denn zu meinen Hobbys zählt das Philosophieren. Warum nur waren so viele Menschen nicht bereit, Zeit und Energie in die eigene Gesundheit zu investieren? Wie konnte ich sie dazu bewegen, anders über dieses Thema zu denken? Wie nur könnte ich sie inspirieren und dazu bringen, selbstverantwortlich zu handeln?

Natürlich: Durch die richtige Frage.

Ich fragte mich, was sie wohl antworten würden, wenn ich sie frage, was passiert, wenn ihr zukünftiges Selbst sie besuchen käme. Was würde es wohl über den jeweiligen Lebensstil und die Gewohnheiten der betreffenden Person sagen? Wie geht es dem jeweiligen zukünftigen Selbst? Kommt es überhaupt noch?

Ich habe dieses Buch mit der Absicht geschrieben, zum Nachdenken anzuregen.

Immer wieder erreichen uns Botschaften von außen, aber auch aus unserem Inneren. Wenn wir lernen, sie zu entschlüsseln, dann bekommen wir damit eine große Chance geboten, ein gesundes und glückliches Leben zu führen.

Dafür ist es notwendig, den Blick für die Hinweise zu schärfen. Ich finde den Gedanken interessant, dass uns das Universum so lange gegen die Wand laufen lässt, bis wir die Lehre verstanden haben und das Erlernte aktiv umsetzen. Je früher wir damit beginnen, desto einfacher fällt es uns.

Kurz: Ich möchte mit diesem Buch Menschen dazu motivieren, ein fantastisches Zukunftsbild von sich zu kreieren. Daher habe ich mich auch dazu entschieden, das Buch in Form einer Geschichte zu schreiben. Es soll die Fantasie anregen und infolgedessen die Leserschaft zum Handeln bewegen.

Ich wünsche dir viel Spaß beim Eintauchen in die Geschichte und allzeit beste Gesundheit,

Tim J. Weber

# Vorwort

Zeit für eine kleine Pause. Was kommt dir in den Sinn, wenn du dieses Kapitel auf dich wirken lässt? Worüber denkst du nach? Tim J. Weber freut sich auf Feedback und Fragen.

**autorenclub.de/tw/1**

Über den Zugang zur Internetseite des Autors lassen sich die einzelnen Buchkapitel kommentieren. Neben Feedbacks sind auch Fragestellungen möglich, die der Autor per Sprachnachricht oder E-Mail beantworten wird.

Entscheide selbst, ob du Tim J. Weber persönlich Feedback geben möchtest oder deine Meinung mit der gesamten Leserschaft teilst. Wenn Fragen zur Interaktion mit dem Autor aufkommen, beantwortet unser Verlagsteam diese gerne unter: leserfragen@marianprill-verlag.de

Autoren Club
Sprechend Texte schreiben

# Die Ausgangslage: Neuer Auftrag für Heinrich Sturm

An diesem verregneten Herbstmorgen kommt Heinrich Sturm total abgehetzt und viel zu spät in der Redaktion an. Kein Wunder, hat er gestern doch fast bis Mitternacht damit verbracht, noch einige wichtige Inhalte für seinen aktuellen Artikel zu recherchieren.

Der Abgabedruck und die Terminlast haben mächtig zugenommen in den letzten Monaten.

Heinrich braucht mal wieder Urlaub. Den wünscht er sich sehnlichst herbei. Erst neulich wurde er zum Chef zitiert, der mit einigen Formulierungen so gar nicht einverstanden war.

Heute erwartet der Redaktionsleiter den jungen Wortjongleur abermals in seinem Büro – den Blick in Richtung Eingangstür gerichtet. Als Heinrich eintritt, rechnet er mit einer Standpauke.

Doch weit gefehlt – diesmal kommt es ganz anders: »Herr Sturm, ich muss Ihnen gratulieren!« sagt er mit geschärftem Blick.

Heinrich ist verwundert. »Wofür denn?« fragt er prompt.

»Ihr Artikel zum Thema ›Gesundheit am Arbeitsplatz‹ war ein voller Erfolg.«

Das wundert Heinrich nicht.

Dennoch kommt er kaum dazu, sich zu bedanken, denn sein Chef hat schon die nächste Idee:

»Ich möchte, dass Sie die nächste Titelstory zum Thema Gesundheit schreiben. Wir planen eine ganze Serie.«

»Ok, haben Sie schon eine Idee, über was konkret?«

»Ist mir egal, Sturm. Lassen Sie sich etwas Nettes einfallen, Ernährung, Bewegung, Diäten. Sie haben die Wahl. Hauptsache, die Leser interessiert's.«

Dann verschwindet der Mann, der nervös gegen seine Zigarre klopft, in Richtung Treppenhaus.

Heinrich Sturm begibt sich in sein Büro und sinkt in seinen Schreibtischstuhl. Mit einer neuen Serie rückt der Urlaub damit wohl in weite Ferne. Immerhin: Das Thema Gesundheit ist nicht unattraktiv.

Also greift er sich den Bleistiftstummel und notiert sich die ersten Fragen, die ihm dazu in den Sinn kommen: »Gehen wir mal davon aus, dass uns allen bekannt ist, was gesund und was ungesund ist. Warum steigen dann jährlich die Zahlen an Übergewichtigen, Diabetes-Erkrankten und anderen chronisch Erkrankten? Es scheint also eine enorme Diskrepanz zwischen Wissen und Umsetzung zu geben. Warum schaffen es die einen, einen gesundheitsbewussten Lebensstil zu führen und warum treiben so viele Raubbau mit ihrer Gesundheit und machen sich förmlich überhaupt keine Gedanken darüber, wie es ihnen in 10 oder 15 Jahren geht? Kurz zusammengefasst lautet die Fragestellung: Welchen Einfluss hat mein heutiger Lebensstil auf meine zukünftige Gesundheit?«

Heinrich Sturm ist motiviert, der Sache auf den Grund zu gehen. Ihm erschließt sich, dass das Thema Gesundheit längst mehr geworden ist als nur ein Trend – es erfährt viel Aufmerksamkeit. Und nun soll er seine erste Titelstory schreiben.

Könnte dies das Sprungbrett sein, um sich bei den »großen« deutschen Magazinen zu bewerben? Oder noch besser: Vielleicht werden sie auch auf ihn aufmerksam.

Es wird nicht ganz leicht. Na klar sind Bewegung und Sport wichtig und auch Ernährung und Entspannung. Doch alles, was Heinrich Sturm mit Sport und Vitalität verbindet, ist die Mitgliedschaft im ortsansässigen Fitnessstudio, die ihm Jahr für Jahr berechnet wird. Wann er das letzte Mal da war, weiß er selbst nicht mehr. Kein Wunder: Die Energie, die zum Feierabend bleibt, reicht gerade so aus, um sich schnell etwas im Supermarkt zu besorgen: Tiefkühlpizza oder Nudelpfanne und dann den Tag auf der Couch ausklingen lassen. Oder eben weiterarbeiten.

»Sagen Sie mir doch bitte bis Montag Bescheid, wen Sie für die Titelstory in Betracht ziehen, ok, Sturm?!«, ruft Sturms Chef ihm kurz vor Feierabend noch zu. »Und wenn Sie Ihren Entwurf fertig haben, lassen Sie mich unbedingt vorher drauf schauen!«

Das hört Heinrich schon nicht mehr. Er ist in Gedanken versunken und ahnt zu diesem Zeitpunkt noch nicht im Geringsten, dass die Arbeit an diesem Artikel sein Leben komplett verändern wird. Zur Vorbereitung auf das neue Projekt hat er sich kurzerhand dazu entschlossen, mit interessanten Spezialisten über ihre jeweiligen Themengebiete zu sprechen. Heinrich hat auch schon eine Idee, wen er als erstes anfragt.

# Die Ausgangslage: Neuer Auftrag für Heinrich Sturm

Zeit für eine kleine Pause. Was kommt dir in den Sinn, wenn du dieses Kapitel auf dich wirken lässt? Worüber denkst du nach? Tim J. Weber freut sich auf Feedback und Fragen.

**autorenclub.de/tw/2**

Über den Zugang zur Internetseite des Autors lassen sich die einzelnen Buchkapitel kommentieren. Neben Feedbacks sind auch Fragestellungen möglich, die der Autor per Sprachnachricht oder E-Mail beantworten wird.

Entscheide selbst, ob du Tim J. Weber persönlich Feedback geben möchtest oder deine Meinung mit der gesamten Leserschaft teilst. Wenn Fragen zur Interaktion mit dem Autor aufkommen, beantwortet unser Verlagsteam diese gerne unter: leserfragen@marianprill-verlag.de

# Tiefkühlpizza und andere Ernährungsformen

14:08 Uhr! Verdammt, zu spät. Heinrich betritt mit den harmonischen Klängen eines von der Decke hängenden Klangspiels das Café. Sein Blick wandert durch den Raum: Herr Jørgensen sitzt in einem der mächtigen Ohrensessel. Es scheint, als ob er mit ihm verschmilzt. Sein massiger, rundlicher Körper fügt sich passgenau an die Sitzfläche an. Sein Blick ist nachdenklich und auf das Kaminfeuer gerichtet. Heinrich begrüßt die Besitzerin des Cafés mit einem kurzen Lächeln und schlendert an der üppig ausgestatteten Kuchentheke vorbei in Richtung seines Interviewpartners.

»Guten Tag, Herr Jørgensen, und vielen Dank, dass Sie sich die Zeit nehmen!«

»Zeit«, erwidert der Weißhaarige, der Holzfällerhemd und Cordhose trägt, und sich und seine Weste richtet, als er anmerkt: »Damit sprechen Sie ja schon das richtige Thema an. Waren wir nicht für 14:00 Uhr verabredet?«

Heinrich will sich gerade entschuldigen, als sein Gesprächspartner beschwichtigend hinzufügt: »Aber ich sehe es nicht so eng. In Ihrem Alter war ich auch selten pünktlich!«

Heinrich mustert aufmerksam sein Gegenüber, während er sich langsam niederlässt: Irgendwie wirkt Herr Jørgensen weise und belesen. Zugleich sitzt dem Journalisten ein Mann gegenüber, dem es offensichtlich schwerfällt, zu atmen.

Schließlich ergreift Heinrich Sturm das Wort, um die Situation zu glätten und fasst zusammen: »Wir haben uns verabredet, um über Gesundheit zu sprechen und ganz speziell über Ernährung. Wie sind Sie zu diesem Thema gekommen?«

»Die Tiefkühlpizza gibt es seit 70 Jahren«, sagt Jørgensen und winkt ab. »Und wie lange gibt es den Homo sapiens?«

Heinrich ist von dieser Art des Einstiegs ins Thema überrascht. Er hat nicht damit gerechnet, dass er an diesem Nachmittag mit dem Wissen aus seiner mündlichen Abiturprüfung glänzen kann: »Seit etwa 300.000 Jahren!«

Heinrich Sturm ist sehr neugierig darauf, was der bärtige Mann auf der anderen Seite des Tisches nun mit dieser Information anfangen wird.

»Exakt! Sehen Sie, wir Menschen sind biologische Wesen. Und das wird in der heutigen hochtechnologischen Zeit oft vergessen. Unsere Körper können mit dieser Entwicklungsgeschwindigkeit einfach nicht mithalten und somit mit dieser Art verarbeiteter Lebensmittel nicht viel bis gar nichts anfangen. Das liegt daran, dass unser Darm und eigentlich der gesamte Organismus die Inhaltsstoffe nicht kennt, die in der Tiefkühlpizza enthalten sind. Größtenteils ist das pures Gift für unsere Zellen. Die Pizza steht hier als Synonym. Die Auswahl in den Supermarktregalen ist ja mittlerweile riesig. Beeindruckende 90% aller heutigen Produkte im Nahrungsmittelverkauf gab es vor 100 Jahren nicht. Übrigens genauso wenig, wie 90 % der gesundheitlichen Probleme. Doch ich habe das Gefühl, dass das Verständnis für diesen Zusammenhang bei der Mehrheit der Menschen noch nicht angekommen ist.«

Heinrich Sturm zückt den Block: »Darf ich mitschreiben?«

»Nur zu«, gibt Jørgensen zu verstehen, dessen anfängliche Zurückhaltung von Redseligkeit abgelöst wird. »Wenn das, was Menschen brauchen, um gesund zu bleiben, auf das Wesentliche heruntergebrochen wird, dann sprechen wir über 47 essenzielle Nährstoffe«, sagt er und erörtert:

»Wörtlich übersetzt bedeutet der Begriff essenziell lebensnotwendig, denn wenn einer dieser Nährstoffe in Gänze fehlt, ist Leben nicht möglich. Des Weiteren verbirgt sich in essenziell auch das Wort Essen. Dies verdeutlicht, dass es nur einen Weg gibt, über den Menschen an sie gelangen, nämlich über die Nahrungsaufnahme. Unsere Körper können weder Wasser herstellen, noch Fette oder Eiweiße. Sauerstoff und Licht sowieso nicht.

Streng genommen gehören Kohlenhydrate nicht zu den essenziellen Nährstoffen. In Maßen konsumiert, schaden sie dem Körper nicht, sondern verleihen ihm Energie. Allerdings kann Überkonsum zu Problemen führen.

An dieser Stelle sei das Buch ›Dumm wie Brot‹ erwähnt, das von Autor Dr. David Perlmutter geschrieben wurde. Er beschreibt darin, dass Weizen schleichend das menschliche Gehirn zerstört. Es ist nicht unbedingt ein populistisches Buch, sondern wissenschaftlich fundiert aufbereitet.

Das Interessante an dieser Thematik generell ist, dass die Ernährung häufig verkompliziert wird. Sehen Sie, es liegt nicht unbedingt am Wissen. Was gesund ist, ist klar. Dennoch halten sich zu wenige daran. Zu viele schieben gesündere Gewohnheiten so lange vor sich her, bis sie es irgendwann bereuen! Warum nur?

›Bist du bereit, zu bereuen?‹, habe ich die Leute immer gefragt, die sich bei mir beklagten. Fast gleichzeitig fielen ihnen etliche Ausreden ein, wieso ihre Verhaltensänderungen nicht umsetzbar wären: ›Keine Zeit und zu viel Arbeit, Familie, Haus und Garten.‹ Alles war immer wichtiger als die Gesundheit. Keine Zeit für Gesundheit, keine Zeit für gesunde Ernährung. Und keine Zeit für etwas anderes als Tiefkühlpizza.«

Am Nachbartisch zischt eine Mutter ihren vielleicht sechsjährigen Sohn an: »Du musst auch das Brot essen und den Teller leer machen!«

»So etwas«, sagt Herr Jørgensen und deutet vorsichtig rüber, »sind die falschen Signale. Sie führen dazu, dass das Kind dieses Verhalten unreflektiert übernimmt. Im späteren Leben wundert sich dann der junge Mann, wieso er sein Gewicht nicht regulieren kann. Wie soll er aus diesem erlernten Programm ausbrechen? Das kann ihm nur gelingen, wenn er später bereit ist, tiefgründig zu forschen und sein Unterbewusstsein zu verändern. Die Hauptverantwortung liegt in den Kinderjahren selbstverständlich bei den Eltern.«

Heinrich Sturm bemerkt, dass die Mutter die Kritik mitbekommen hat.

Und auch Herr Jørgensen wendet sich ihr zu und erklärt: »Die prägende Wirkung, die die Erziehung auf Kinder hat, spielt eine sehr wichtige Rolle auf das Gesundheitsbewusstsein und das Gesundheitsverhalten Ihres Sohnes. Er wird den Glaubenssatz, den Teller immer leer zu essen, damit die Sonne am nächsten Tag scheint, verinnerlichen und dies könnte in späteren Jahren zu Schwierigkeiten mit seinem Körpergewicht führen.«

Weil die Mutter verlegen dreinblickt, rudert Jørgensen ein Stückchen zurück: »Ich habe gestern auch alles aufgegessen. Und jetzt schauen Sie mal aus dem Fenster.«

Die Mutter lächelt, während dicke Regentropfen gegen das Fenster trommeln. Sie hat verstanden.

Heinrich Sturm hingegen knabbert noch an der Tiefkühlpizzakritik. Nun übernimmt er wieder die Gesprächsführung und bohrt nach: »Wenn Kohlenhydrate keine gute Idee sind, was denn dann?«

»Ganz einfach«, erwidert Herr Jørgensen, »Low Carb zum Beispiel.«

Dann serviert er das passende Beispiel: »Vielleicht kennen Sie das selbst: Sie essen einen Schokoriegel, Ihr Blutzuckerspiegel steigt rasant in die Höhe und schon nach kurzer Zeit empfinden Sie erneut ein Heißhungergefühl. Was genau passiert da?«, fragt er und beantwortet die Frage auch sofort selbst: »Schokolade und Süßigkeiten, Kuchen, Kekse, Weizenbrötchen – all diese Produkte bestehen aus kurzkettigen Kohlenhydraten, die vom Körper schnell verwertet werden können. Allerdings kann man kaum von einem echten Wert für den Körper sprechen. Der Körper spaltet das Material auf und, um den Zuckerspiegel im Blut zu senken, schüttet er Insulin aus. Dieser Stoff sorgt dafür, dass der Zucker aus dem Blut in die Muskeln kommt, um dort verstoffwechselt zu werden. Bei übermäßigem Zuckerkonsum kann man davon sprechen, dass die Bauchspeicheldrüse, der Insulinproduzent, regelrecht malträtiert wird.

Nur am Rande erwähnt, wird Insulin als Masthormon in der Tierzucht eingesetzt. Das bedeutet: Durch die Ausschüttung wird der Fettstoffwechsel gehemmt bzw. gestoppt. Der Körper lagert Fett ein.«

Dann wendet sich Herr Jørgensen noch einmal an die Mutter, die dem Dialog noch immer intensiv lauscht: »Kennen Sie Menschen, die an Diabetes leiden?«

Die Mutter nickt stumm.

»Früher ist man davon ausgegangen«, führt Jørgensen weiter aus, »dass es sich dabei um eine Krankheit handelt, unter der ausschließlich alte Menschen leiden. Inzwischen jedoch weiß man, dass auch Kinder, die ihrer Bauchspeicheldrüse durch zu viel Zuckerkonsum regelmäßig zusetzen, zu Diabetikern werden. Und damit ist nicht zu spaßen.

Noch in den 80ern trat die Krankheit bei Kindern kaum in Erscheinung, zwischen 2010 und 2020 hat sich die Rate der von Diabetes betroffenen Kindern und jungen Erwachsenen zwischen 12 und 19 Jahren verfünffacht. Tendenz steigend. Übergewicht und Adipositas sind ernst zu nehmende Risikofaktoren für Diabetes. Zudem bereitet Übergewicht im Kindes- und Jugendalter Gewichtsstörungen im Erwachsenenalter den Weg.«

Die Mutter am Nachbartisch zeigt sich betroffen und nachdenklich.

Dann wendet sich Herr Jørgensen wieder seinem Interviewpartner zu, der fleißig mitschreibt, und sagt: »Es gibt einen gewissen Prof. Dr. Nicolai Worm, der die sogenannte LOGI-Methode entwickelt hat, wobei LOGI für Low Glycemic Index steht. Dieser Glykämische Index zeigt an, wie schnell der Blutzuckerspiegel in die Höhe schnellt. Je höher der Index und desto schneller der Blutzuckerspiegel steigt, desto schneller fällt er auch wieder. Sie können sich das Ganze wie ein Strohfeuer vorstellen. Die Verbrennung erfolgt blitzschnell und genauso zügig erlischt die Energie.

Ein anderes Beispiel: Der Kaltstart eines Autos. Wer käme im Winter bei Minustemperaturen schon auf die Idee, den Motor im ersten Gang auf 50 km/h zu beschleunigen? Unsachgemäße Energiezufuhr schadet Mensch und Maschine. Aus dem Teufelskreis mit den kurzkettigen Kohlenhydraten kommt man auch nur sehr schwer heraus. Auf Heißhunger folgen nicht selten Fressattacken und dann geht es wieder von vorne los.«

Jørgensen redet sich warm.

Er wartet die Nachfrage gar nicht erst ab, sondern beantwortet sie selbst: »Es gibt auch langkettige Kohlenhydrate. Das sind die Speisen, die Ballaststoffe mitbringen. Dazu zählen grundsätzlich alle Vollkornprodukte, zum Beispiel Haferflocken, Dinkel, Quinoa und Vollkornreis. Man kann sagen, dass alles, was wenig bis keinen Weizen enthält, zu den geeigneten Energielieferanten gehört.«

»Nudeln auch?«, fragt die besorgte Mutter vom Nebentisch.

»Auf die ›weißen‹ Standardnudeln aus dem Discounter würde ich persönlich komplett verzichten«, gibt Jørgensen als Antwort. »Darin sind viele minderwertige Stoffe. Wer so gar nicht auf Nudeln verzichten mag, produziert selbst den Teig. Da gibt es verschiedene Rezepte und Nudelteig mit ungewöhnlichen Zutaten: aus Linsen, Kichererbsen oder Mais zum Beispiel.

Die ungesunden Kohlenhydrate, von denen ich sprach, sorgen leider auch für Fetteinlagerungen.«

Jørgensen greift sich unter den eigenen Bauch und schwingt ihn auf und ab. Die Mutter und der Journalist müssen lachen, Jørgensen selbst auch.

»Das wirklich Schwierige an der Ernährung ist, dass es nicht wirklich einen Königsweg gibt«, gibt er zu bedenken. »Es gilt immer, das Mittelmaß im Blick zu behalten. Es gibt zum Beispiel auch Menschen, denen aufgrund ihrer körperlichen Konstitution und ihres Stoffwechseltyps geraten wird, nicht auf Kohlenhydrate zu verzichten. Auf die nahrhaften und gesunden Kohlenhydrate, wohlgemerkt. Wenn wir noch einmal kurz zu den 47 essenziellen Nährstoffen zurückkehren, kommen wir an der Ernährungsform Paleo nicht vorbei, die sich an die Ernährung anlehnt, die von den Altsteinzeitmenschen angenommen wird«, erörtert Jørgensen und wetzt sein Messer an der Gabel, als die Bedienung mit der Bestellung am Tisch eintrifft.

»Ein Holzfällersteak, 400 Gramm, medium rare, für den Herren und einmal Pommes Schranke mit Frikadelle für den Herrn gegenüber. Guten Appetit!«

Heinrich Sturm mustert das Essen von Herrn Jørgensen und legt seinen Block zur Seite. Und Herr Jørgensen mustert das Essen von Heinrich Sturm, bevor er sich den ersten Bissen verabreicht.

»Paleo ist eine Ernährungsform, durch die der Eiweißbedarf gedeckt wird, im Wesentlichen durch tierische Produkte: Fleisch, Fisch und Eier.«

Während Herr Jørgensen erzählt, schneidet er in Windeseile das Fleisch. Genauso schnell wie es geschnitten wird, verschlingt er es auch.

»Es gibt Lebensmittel, die säurebildend und andere, die basenbildend verstoffwechselt werden. Tierische Produkte gehören zur ersten Kategorie und pflanzliche Nährstoffe hauptsächlich zu Kategorie zwei. Durch den übermäßigen Verzehr von tierischen Produkten«, Herr Jørgensen schneidet sich wieder ein großes Stück Fleisch ab, »kommt es zu Übersäuerungen. Dr. Warburg hat 1931 den Nobelpreis für seine bahnbrechende Erkenntnis in der Krebsforschung erhalten: ›Keine Krankheit kann in einem basischen Milieu existieren, nicht einmal Krebs.‹ Das bedeutet im Umkehrschluss, dass von Krankheit betroffene Menschen unbedingt auf tierische Produkte verzichten sollten«, erklärt Jørgensen. Sein Holzfällersteak ist indes Geschichte.

»Um es kurz zu machen: Paleo hat viele Vorteile: Man verzichtet auf Zucker, Brot und vor allem industriell verarbeitete Lebensmittel. Doch auch bei Paleo ist ein gesundes Mittelmaß angebracht.«

Herr Jørgensen kramt in seiner Tasche und legt Zigaretten auf den Tisch.

»Nach einem guten Mahl, ruft die Sucht«, sagt Jørgensen und verlässt das Lokal.

Zeit für Heinrich Sturm, die Unterlagen zu sichten. Darunter befindet sich auch ein Beitrag, den ein Kollege vor Zeiten zum Thema Intervallfasten geschrieben hat. Sturm erfährt darin, dass es beim Intervallfasten darum geht, den Tag in einen 16-zu-8-Stunden-Block aufzuteilen. Zwischen der letzten Mahlzeit des Tages und der ersten Mahlzeit des darauffolgenden Tages liegen 16 Stunden, die Nacht ist dabei berücksichtigt.

Fastende nehmen in diesen Zeitfenstern weder Speisen noch Getränke zu sich. Einzige Ausnahme: stilles Wasser. Mit dem temporären Nährstoffentzug brächte man den Stoffwechsel wieder richtig in Gang, wenn dieser durch ungünstige Ernährungsformen oder zahlreiche Diäten »zerschossen« ist und ins Stocken gerät.

Im Artikel ist die Rede von einem gewissen Grundumsatz. Dieser entspricht der Menge der Nährstoffzufuhr, die benötigt wird, um den Körper am Laufen zu halten und die vitalen Funktionen sicherzustellen. Bedeutet: Wenn man über einen längeren Zeitraum weniger Kalorien zu sich nimmt, als der Körper benötigt, schaltet dieser in einen Notmodus und der Stoffwechsel schläft ein. Alles, was der Körper in dieser Situation bekommen kann, wird in Fettdepots eingelagert.

Das soll auch evolutionär bedingt sein: Früher, als unsere Vorfahren noch als Jäger und Sammler unterwegs waren, waren sie Extremen unterworfen: Entweder gab es nach der erfolgreichen Jagd Fleisch in Hülle und Fülle oder dann auch mal tagelang wieder nichts.

Der Körper stellte sich darauf ein. Und das ist auch heute noch in unseren Genen verankert: Der menschliche Körper mobilisiert bei Bedarf Energiereserven, die er zuvor in Organen und im Gewebe abgespeichert hat. So können wir beim Intervallfasten problemlos auch mehrere Stunden ohne Mahlzeiten auskommen.

Der Verfasser des Artikels hat offenbar viel Zeit in die Recherche gesteckt und die Vorteile noch einmal aufgelistet:

- Risiko für chronische Erkrankungen, wie z. B. Diabetes mellitus Typ 2, Herz-Kreislauf-Erkrankungen, neurologische Erkrankungen und Krebs, wird stark vermindert
- Gehirnfunktion wird positiv beeinflusst
- Körperfett- und Gewichtsreduktion
- bessere Schlafqualität
- positive Wirkung auf das Darmmikrobiom

*(Quelle: https://www.dge.de/ernaehrungspraxis/diaeten-fasten/intervallfasten/?L=0)*

In einem anderen Beitrag, den sich Journalist Sturm vor dem Termin ausgedruckt hat, wird auf vegetarisches und veganes Essen eingegangen: Dass sich Vegetarier fleischlos ernähren und Veganer generell auf alle tierischen Produkte verzichten, weiß er bereits. Was ihm hingegen neu ist: Die muskelbepackten Gladiatoren in alten Zeiten sollen sich vegan ernährt haben. Nicht weniger spektakulär erscheint ihm folgender Fakt, den der Kollege niedergeschrieben hat: »Um 1 Kilogramm Fleisch zu produzieren, werden 15 Kilogramm Getreide benötigt und 50 Liter Wasser. Ein Drittel der fruchtbaren Ackerböden weltweit werden für die Tierhaltung und damit für die Fleischversorgung genutzt.«

Jetzt staunt Heinrich Sturm nicht schlecht: »Ein einziger fleischloser Tag in den USA könnte 55 Millionen Menschen ein Jahr lang ernähren.«

*(Aus: Der neue Appell des Dalai Lama an die Welt)*

Im Artikel wird auf das Buch »The China Study« verwiesen, in dem es um den grundlegenden Zusammenhang zwischen Ernährung und Erkrankung geht. Viele Zivilisationskrankheiten der letzten Jahrzehnte, dazu gehören Herz-Kreislauf-Erkrankungen, Diabetes, Übergewicht und Autoimmunerkrankungen sind auf übermäßige Ernährung mit tierischen Produkten zurückzuführen.

Auch Heinrich Sturm hat längst bemerkt, dass ein Umdenken im Gange ist. In seinem Freundeskreis gibt es einige, die dem Fleisch abgeschworen haben. Dazu findet er in den nächsten Zeilen noch ein paar wichtige Hinweise:

Im Artikel wird darauf eingegangen, dass sich die Menschen intensiv mit den Themen auseinandersetzen sollten, wenn sie sich künftig vegetarisch oder vegan ernähren wollen, um zu vermeiden, sich zu einseitig zu ernähren.

Einerseits sei es vorteilhaft, nach Alternativen für den Fleischverzehr zu suchen. Wenn diese Alternativen jedoch keine Alternativen sind, weil die Ernährung dem Körper schade, dann sei damit niemandem geholfen.

Die erste Frage, die sich vor allem Veganer stellen sollten lautet: »Wie decke ich künftig meinen Eiweißbedarf?«

Der Autor des Beitrags empfiehlt Fachliteratur und Ernährungsberatung. Sturm hat längst verstanden, dass die essenziellen Nährstoffe auch beim Verzicht auf Fleisch nicht unberücksichtigt bleiben dürfen.

»Es sind zwei Zigaretten geworden«, sagt Herr Jørgensen und zieht Rauchschwaden hinter sich her.

Heinrich Sturm ist noch immer gefangen von den zahlreichen Informationen und fragt in Gedanken versunken: »Wie stehen Sie zu ketogener Ernährung?«

Sein Interviewpartner überlegt kurz und steigt dann in den Dialog ein: »Das ist eine gute Frage, denn ich bin aktuell dabei, diese Ernährungsform auszuprobieren. Sie haben sich vorhin möglicherweise gewundert, wieso ich ausschließlich Fleisch auf meinem Teller hatte.«

Heinrich Sturm nickt, während Herr Jørgensen weiter ausführt: »Die ketogene Ernährung hat ihren Namen von den sogenannten Ketonkörpern. Dazu noch einmal ein kurzer Rückblick: Kohlenhydrate sind keine essenziellen Nährstoffe. Streng genommen brauchen wir sie nicht. Mindern wir also das Kohlenhydrat-Angebot für unseren Körper, so läuft die Energiegewinnung vorwiegend aus Fettsäuren. Bei steigendem Fettsäurespiegel in der Leber, z. B. bei einem nennenswerten Abbau von Depotfett, stellt die Leber aus den Fettsäuren vermehrt Ketonkörper her.

Bei ketogener Ernährung verzichtet man weitestgehend (20 - 40 Gramm pro Tag) auf Kohlenhydrate. Für Otto-Normal-Verbraucher, die diesen Weg gehen wollen, empfiehlt sich immer eine professionelle Begleitung, da es sonst nach hinten losgehen kann, wenn man zu radikal einsteigt.

Wer gewohnt ist, viele Kohlenhydrate zu sich zu nehmen, und dann konsequent ketogen lebt, setzt sich dem Risiko von Mangelerscheinungen, Leistungsabfall und Kreislaufproblemen aus. Wird diese Ernährungsform passgerecht angewendet, lassen sich mit ihr Krankheiten lindern und sogar heilen.

Zumindest nach der Auffassung des Arztes Dr. Michael Spitzbart. Er drückt es noch etwas drastischer aus, meint, dass ketogene Ernährung den Krebszellen die Grundlage entziehe. Seine Empfehlung: Präventiv einmal im Jahr vier bis sechs Wochen auf Zucker zu verzichten, um damit ggf. sich bildende Metastasen präventiv entgegenzuwirken bzw. sie aufzulösen.

Krebszellen ernähren sich ausschließlich von Zucker. Wenn man Kohlenhydrate zu sich nimmt, komplexe oder weniger komplexe – so sagt man auch zu langkettigen und kurzkettigen Kohlenhydraten – werden diese so lange aufgespalten, bis Zucker als Basis für die Energieversorgung des Körpers bereitsteht.

Im Umkehrschluss bedeutet dies eigentlich, dass Betroffene alles tun sollten, um diese Zuckerproduktion zu vermeiden. Und dies wiederum ist mit ketogener Ernährung möglich.«

Herr Jørgensen geht noch etwas weiter: »In der Krebsdiagnostik wird das Wissen angewendet. Denn um den Krebs zu lokalisieren, wird eine Zuckerlösung mit Kontrastmittel injiziert. Über den Magnet-Resonanz-Tomograf, auch bekannt als MRT, werden dann die vom Krebs befallenen Organe sichtbar gemacht. Man sucht also nach dem größten Zuckervorkommen im Körper, weil der Krebs den Zucker regelrecht anzieht. Aber Vorsicht«, mahnt Jørgensen, »das, was ich Ihnen hier erzähle, ist stark vereinfacht, doch im Prinzip und für das bessere Verständnis läuft es so ab.«

Dann weist der Spezialist darauf hin, wieso nicht einfach nur die Zuckeraufnahme, bzw. -produktion im Körper gestoppt wird.

»Eine solche Krankheit wird häufig nicht zu Unrecht mit dem Totalausfall des Körpers, also dem Tod, assoziiert. Verwundert es da, dass viele Menschen glauben, dass nur sehr komplizierte Eingriffe helfen?«, fragt Herr Jørgensen.

Heinrich Sturm runzelt die Stirn: »Sind Sie sich da sicher, Herr Jørgensen? Die Chemotherapie ist doch seit vielen Jahrzehnten etabliert.«

»Das stimmt«, antwortet Herr Jørgensen nachdenklich und gibt eine Frage zurück: »Was glauben Sie, wie viel Zucker den Patienten während dieser Behandlung zugeführt wird?«

Heinrich Sturm nickt stumm. Dann vergewissert er sich: »Können sich denn Vegetarier und Veganer überhaupt ketogen ernähren?« Ihm erscheint es offenbar unmöglich.

Herr Jørgensen lacht und antwortet: »Vegetarier und Veganer? Fisch, Fleisch, Eier, Käse, Joghurt, Milch – das alles fällt in Teilen oder komplett als Ernährung für die besagte Gruppe aus. Insofern gebe ich Ihnen recht. Denn für die ketogene Ernährung fällt dann ja noch einiges mehr weg: Kartoffeln, Reis, Nudeln, Brot, alles, was mit Getreide zu tun hat und darüber hinaus auch Hülsenfrüchte, wie Erbsen, Linsen, Bohnen und natürlich auch Obst.

Das alles lässt sich mit ketogener Ernährung nicht in Einklang bringen. Und hier, an dieser Stelle, sehen Sie, dass Ernährung keine Einbahnstraße ist, sondern auf die unterschiedlichen Bedürfnisse und Lebensumstände angepasst werden sollte.«

Als Jørgensen dieses Fazit zieht, schaut er noch einmal freundlich die Mutter vom Nebentisch an, die soeben bezahlt hat und aufbruchbereit ist.

»Wer sollte das alles wissen?«, fragt sie und erntet zustimmende Blicke des Journalisten. Dann verabschiedet sie sich und verlässt mit ihrem Sohn das Lokal.

»Einmal Whiskey der Herr«, sagt die Kellnerin und kredenzt einen im Eichenfass gereiften 15-jährigen Tropfen aus den schottischen Highlands.

Die Verwunderung über diese Bestellung kann Heinrich Sturm nicht verbergen und zieht seine Augenbraue nach oben. »Ich dachte immer, in alkoholischen Getränken ist viel Zucker enthalten. Hatten Sie nicht gesagt, dass Sie sich ketogen ernähren?«

»Ich habe gesagt, ich bin dabei, diese Ernährungsform auszuprobieren. Es gibt einfach zu viele Dinge, die zu gut schmecken, um auf sie zu verzichten«, erklärt Jørgensen und Sturm meint einen kleinen Anflug von Reue in seiner Stimme zu vernehmen.

Dann leert Jørgensen sein Glas in einem Zug und relativiert seine Aussagen.

»Investieren Sie, Herr Sturm?«

»In meine Gesundheit?«, fragt der Interviewer.

»Nein, in Kapitalangelegenheiten«, korrigiert Jørgensen und erklärt weiter, als Sturm mit dem Kopf schüttelt: »Dort heißt es: ›Breit gestreut, nie bereut!‹ Es wird empfohlen, das Geld auf mehrere Anlagen zu verteilen, um so das Risiko eines Verlustes zu minimieren.

Diese Broker-Weisheit beim Thema Geldanlage lässt sich hundertprozentig auf das Thema Ernährung übertragen. Denn wir sprechen immer davon, dass es unsere Gewohnheiten sind, die wir verändern sollten.

Was aber wäre, wenn wir Gewohnheiten gar nicht erst zuließen? Wenn wir unseren Speiseplan so ›breit streuen‹, dass wir uns automatisch abwechslungsreich ernähren und somit das Risiko, etwas falsch zu machen, dadurch ganz einfach minimieren?

Die zahlreichen Diätvorschläge und Ernährungstrends verwirren die Leute nur, sie wissen doch kaum noch, was sie glauben können und was nicht. Wie wäre es mit intuitiver Ernährung? Alles in Maßen. Und in den Körper hineinhören, was er gut verträgt.

Wir sollten nicht vergessen, dass wir biologische Wesen sind und grundsätzlich mit dem auskommen, was die Natur uns schenkt. Damit können wir am meisten anfangen. Das ist schon tausende Jahre so und es wird sicherlich auch noch tausende Jahre so bleiben. Den ›breit gestreuten‹ Speiseplan halte ich für eine sinnvolle Strategie.«

Dann greift sich Jørgensen einen Zettel und Stift und notiert:

**Montags** – *Vegan*
**Dienstags** – *Low Carb*
**Mittwochs** – *Vegetarisch*
**Donnerstags** – *Nur Obst und Gemüse (oder Fastentag)*
**Freitags** – *Ketogen*
**Samstags** – *Low Carb*
**Sonntags** – *»Schlemmertag«*

»Somit geben Sie Ihrem Körper alles, was er braucht, oder?« Heinrich Sturm lächelt.

Dann zieht Jørgensen das Fazit: »Ernährung wird verkompliziert: Daher Finger weg von pauschalen und kurzfristigen Programmen«, sagt er, als er seinen Teil der Rechnung begleicht und die beiden das Lokal verlassen.

# Tiefkühlpizza und andere Ernährungsformen

Zeit für eine kleine Pause. Was kommt dir in den Sinn, wenn du dieses Kapitel auf dich wirken lässt? Worüber denkst du nach? Tim J. Weber freut sich auf Feedback und Fragen.

**autorenclub.de/tw/3**

Über den Zugang zur Internetseite des Autors lassen sich die einzelnen Buchkapitel kommentieren. Neben Feedbacks sind auch Fragestellungen möglich, die der Autor per Sprachnachricht oder E-Mail beantworten wird.

Entscheide selbst, ob du Tim J. Weber persönlich Feedback geben möchtest oder deine Meinung mit der gesamten Leserschaft teilst. Wenn Fragen zur Interaktion mit dem Autor aufkommen, beantwortet unser Verlagsteam diese gerne unter: leserfragen@marianprill-verlag.de

# Zigaretten aus Liebe

»Unser Gericht wird zu unserem Gericht«, entfährt es Herrn Jørgensen plötzlich, als er mit Heinrich Sturm die Straße entlangschlendert.

Der Journalist zieht verwundert die Augenbraue hoch und möchte wissen, was diese Aussage bedeutet, während sie den Weg zum entlegenen Parkplatz fortsetzen.

Jørgensen lächelt und fragt Sturm: »Haben Sie Zimmerpflanzen?«

Dieser antwortet: »Früher hatte ich mal welche.« Dann gesteht er unumwunden: »Sie sind mir immer eingegangen!«

Der Ernährungsexperte nickt zustimmend und erklärt weiter: »Zimmerpflanzen brauchen ausreichend Nährstoffe, Licht und Wasser. Wenn eine Bedingung nicht erfüllt wird, gehen sie ein. Und genauso geht es auch unserem Körper. Wenn er nicht alles bekommt, was er benötigt, geht es ihm nicht gut.

Daraus resultiert, was dann im Alter sichtbar wird. Wenn wir uns selbst lange genug schlecht behandeln, tauchen zunächst Symptome und dann Erkrankungen auf, auf die wir auch gut verzichten können: z. B. Bluthochdruck, Diabetes, Bandscheibenvorfall oder Herzinfarkt.

Einige Personen versuchen es vor lauter Selbstgefälligkeit aufs Alter zu schieben. Haben Sie bestimmt auch schon gehört:

›Verschleiß ist im Alter der Preis.‹

›Altwerden ist nichts für Feiglinge.‹

›Irgendwann tun die Knochen halt weh, da kann man nichts machen!‹

›Ich bin nicht mehr der Jüngste; die Wehwehchen kommen mit dem Alter.‹

›Ab 50 geht's massiv bergab.‹

All diese Aussagen suggerieren uns, dass es normal ist, dass mit dem Alter entsprechende Beschwerden auftreten. Aber ist das wirklich so?

Sehen Sie, unser Körper kann über eine lange Zeit unsere schlechten Gewohnheiten kompensieren. Doch irgendwann sind seine Ressourcen aufgebraucht. Wenn dann mit 40 der Rücken beginnt zu schmerzen oder der Blutdruck steigt, dann reicht es nicht unbedingt aus, den aktuellen Zeitpunkt zu betrachten, sondern auch zu überlegen, was in den vergangenen 15 oder 25 Jahren zuvor passiert ist.

Daraus resultiert einer der größten Denkfehler in Bezug auf unsere Gesundheit: Wir erwarten von einem 10-minütigen Arzttermin, dass unsere Gewohnheiten der letzten 20 Jahre ungeschehen gemacht werden. Das ist schon sehr optimistisch. Oder?

Lassen Sie mich das Ganze konkretisieren: Nehmen wir mal an, Sie sind dauerhaft so gestresst, wie vorhin, als Sie im Restaurant ankamen. Stress an sieben Tagen die Woche, über Monate und Jahre. Und plötzlich kommt der berühmte Schlag vor den Bug. Liegt die Ursache für dieses Ereignis in der Gegenwart oder am Dauerstress der vorangegangenen Jahre?«

Heinrich Sturm nickt nachdenklich, während Herr Jørgensen weiter sinniert: »Vielleicht stellen wir fest, dass wir die Optimierung unserer Gesundheitsgewohnheiten so lange vor uns hergeschoben haben, bis es zu spät war. Manche haben möglicherweise Glück und können sich nach einem großen körperlichen Rückschlag wieder erholen.

Sie kennen vielleicht selbst Menschen, die nach langer und schwerer Krankheit zurück ins Leben finden und dann plötzlich wie ausgetauscht wirken. Anderen bleibt dies nicht mehr vergönnt.

Es ist vielleicht ein wenig so, wie die Erfahrung, die wahrscheinlich jeder beim Grillen mal gemacht hat. Stichwort Ketchup-Flasche. Das Schütteln und auf den Flaschenboden Klopfen symbolisiert unsere schlechten Gewohnheiten. Lange passiert nichts – doch irgendwann sieht man rot. Wie heißt es so schön?

›Der Gesunde hat 1000 Wünsche, der Kranke nur einen!‹ Oder: ›Der Gesunde weiß nicht, wie reich er ist!‹

Wenn ich beispielsweise einen Herzinfarkt-Patienten frage, was ihn glücklich machen würde, wird dieser aus seiner individuellen Situation mit Sicherheit ganz anders reagieren, als jemand, der keine Gebrechen hat und sich seiner Vitalität erfreut! Der Gesunde hat vermutlich keine direkte Antwort auf diese Frage. Muss es erst so weit kommen, dass sich drastische Ereignisse einstellen, um gesund und vernünftig zu leben? Bei manchen Menschen habe ich das Gefühl.«

Jørgensen redet sich regelrecht in Rage und mahnt dann zur Vorsicht: »Durch solche Glaubensbekenntnisse schieben wir die Verantwortung von uns weg. Doch wenn wir für uns keine Verantwortung mehr übernehmen, wer dann? Wenn wir unseren Körper nicht anerkennen und wertschätzen, und unsere Gesundheit nicht pflegen, dann verlässt sie uns. So einfach ist das. Viele nehmen die Gesundheit als selbstverständlich hin. Der Körper funktioniert doch. Alles prima. Oder auch nicht. Das kann mit ganz banalen Dingen anfangen, wie Kopfschmerzen, Allergien und Müdigkeit zum Beispiel.

Apropos Müdigkeit«, sagt Herr Jørgensen. »Schauen Sie mal, die Bank dort vorn lädt doch zum Verweilen ein, was meinen Sie?«

Heinrich ist verwundert, stimmt aber zu und möchte dann wissen: »Während Ihrer kurzen Abwesenheit eben im Café habe ich nochmal in zwei Artikeln gestöbert und da ging es u. a. auch um das Thema Darmgesundheit. Fällt Ihnen dazu noch etwas ein?«

»Der Darm ist ein unterschätztes, man könnte sagen, ein belächeltes Organ«, antwortet Herr Jørgensen und fährt fort: »Viele wissen gar nicht, welche Auswirkung der Darm auf unsere Lebensqualität hat. Wenn ich nach dem Essen Bauchschmerzen habe oder mir aufgebläht vorkomme, ein Völlegefühl habe oder Sodbrennen verspüre, dann sind das Anzeichen für unpassende Ernährung, die von den meisten nicht wahrgenommen oder ignoriert werden.«

Dann steckt er sich eine Zigarette in den Mund, zündet sie an und führt weiter aus: »Es gibt ein Mikrobiom im Darm, das aus Billionen von Darmbakterien besteht. Entscheidend ist, was man diesen zur Verarbeitung vorsetzt. Wenn man den Körper an Kohlenhydrate und Zucker gewöhnt, wird er auch ständig danach verlangen, weil dieser spezifische Bakterienstamm sich vermehrt.«

»Man programmiert den Darm also?«, wirft Heinrich Sturm ein.

»Das könnte man so sagen«, stimmt Jørgensen zu, der das Thema Ernährung noch einmal aufleben lässt: »Im Darm«, so gibt er zu bedenken, »werden die Lebensmittel, die man zu sich nimmt, für die Versorgung des Körpers vorbereitet. Überlässt man dem Ende des Verdauungstraktes minderwertige Lebensmittel, kann dies zu Müdigkeit und gar zu Antriebslosigkeit führen. Die Wichtigkeit des Themas zeigt die ›Global Burden of Desease Study‹ von 2017. Ihr zufolge gehört mangelhafte Ernährung zu einem der größten Risikofaktoren für den vorzeitigen Tod und zwar noch vor Tabakkonsum und Suizid.«

»Da sprechen Sie etwas an, Herr Jørgensen«, hakt Heinrich Sturm nach, als sich sein Gesprächspartner die nächste Zigarette anzündet. »Sie sind Ernährungsberater und haben mir in der letzten Stunde eindrucksvoll bewiesen, dass Sie ein Mann vom Fach sind und viel über das Thema Gesundheit wissen. Wie passt das damit zusammen, dass Sie so viel rauchen? Glauben Sie nicht, dass Sie das irgendwann bereuen werden?«

»Meine Frau hat sich von mir getrennt! Sie sagt, wir hätten uns auseinandergelebt! Deshalb habe ich wieder angefangen!«

So impulsiv wie Jørgensen diese Worte entweichen, so überrascht ist er selbst von der eigenen Reaktion. Er ringt um Fassung: »In meinen frühen Jahren rauchte ich ab und zu mal. Auch ich habe früher als Journalist gearbeitet. Mit dem Stress nahm auch mein Tabakkonsum immer weiter zu. Bis zu dem Zeitpunkt, als ich Marie kennenlernte, eine wunderschöne Dänin, die ich später heiratete und ihren Namen annahm. Ich hieß nämlich auch mal Sturm, so wie Sie.«

Heinrich Sturm zeigt sich kurz überrascht und notiert weiter, was Herr Jørgensen berichtet: »Marie achtete auf ihren Körper, war äußerst gesundheitsbewusst unterwegs. Das gefiel mir. Und so hängte ich meine Karriere als Journalist an den Nagel und wir gründeten eine kleine Firma und berieten Menschen in Gesundheitsfragen. Wir waren ein gutes Team. Alles habe ich für diese Frau aufgegeben! Denn ich bin nach Dänemark gezogen! Und jetzt? Alles aus!«

Hastig zieht Jørgensen ein letztes Mal an seinem Glimmstengel, bevor er ihn wütend auf der Straße austritt.

Dann ringt er um Worte: »Wenn ich einen Sinn in meiner täglichen Arbeit sehe, brauche ich etwas, auf das ich mich verlassen kann. Und das ist in jedem Fall mein Körper! Durch diesen Antrieb baue ich automatisch eine andere Beziehung zu meiner Gesundheit und meinem Körper auf. Etwas technisch ausgedrückt könnte man auch sagen, dass ich meinen Körper als Vehikel brauche, um mir meine Wünsche und Lebensziele zu erfüllen.

Wenn ich jedoch keine Wünsche und keine Lebensziele habe, brauche ich auch kein Vehikel, mit dem ich mich auf den Weg zu ihnen machen kann. Wer so denkt, vernachlässigt höchstwahrscheinlich seinen Körper. Umgekehrt könnte man also auch sagen, dass Menschen, die mit ihrer Gesundheit und ihrem Körper ungesund umgehen, keinen Sinn in ihrem Leben sehen bzw. sich vielleicht noch nicht auf die Reise begeben haben, diesen zu suchen.«

Herr Jørgensen atmet durch. Langsam scheint er sich wieder zu beruhigen, während er weiter erzählt: »Wenn ich zum Beispiel von meinem Auto abhängig bin, um damit zur Arbeit zu fahren, dann macht es ja auch Sinn, sich um dieses ›Gerät‹ zu kümmern, denn es bietet mir diverse Möglichkeiten.«

»Herr Jørgensen?«, unterbricht Heinrich Sturm seinen Interviewpartner vorsichtig.

»Ja?«, fragt dieser zurück.

»Reden Sie sich gerade um Kopf und Kragen?«

»Ich glaube schon«, lautet dessen Antwort.

»Ehrlich gestanden war mein Beruf die zweite Wahl, die ich

wirklich meiner Frau zuliebe gewählt habe«, bekennt Jørgensen nun Farbe. »Den Journalismus wollte ich definitiv an den Nagel hängen. Das Stresslevel war mir eindeutig zu hoch. Und für mich war auch klar, dass ich mich selbstständig machen würde. Allerdings hatte ich immer den Bereich ›Bewegung und Sport‹ favorisiert.

Die Ernährungsberatung stand nicht unbedingt auf meiner Wunschliste. Ich habe dies nur Marie zuliebe mitgemacht. Es war interessant und hat viele Erkenntnisse mit sich gebracht, keine Frage. Doch am Ende des Tages muss ich zugeben, dass ich gegen meine Überzeugung gehandelt habe. Und wenn man einen Job macht, der einem nicht zusagt, mit dem man sich nicht identifiziert, dann hat das Auswirkungen aufs Leben. Der falsche Job schlägt nicht nur auf den Magen.

Das kommt aber nicht in die Zeitung«, sagt Jørgensen und Sturm streicht die letzten Zeilen.

»Vielleicht liegt der Ausgang dieser Geschichte auch ein Stück an mir selbst. Ich habe mich beruflich in eine Richtung verändert, für die ich nicht gebrannt habe. Dies habe ich aus Liebe getan. Und vielleicht auch aus der Angst heraus, meine damalige Freundin zu verlieren, die dann meine Frau wurde und heute meine Ex-Frau ist. Hätte ich auch beruflich auf mein Herz gehört, hätte ich vielleicht alles behalten.«

Das Interview ist beendet. Heinrich Sturm bedankt sich für das informative und aufrichtige Gespräch.

# Zigaretten aus Liebe

Zeit für eine kleine Pause. Was kommt dir in den Sinn, wenn du dieses Kapitel auf dich wirken lässt? Worüber denkst du nach? Tim J. Weber freut sich auf Feedback und Fragen.

**autorenclub.de/tw/4**

Über den Zugang zur Internetseite des Autors lassen sich die einzelnen Buchkapitel kommentieren. Neben Feedbacks sind auch Fragestellungen möglich, die der Autor per Sprachnachricht oder E-Mail beantworten wird.

Entscheide selbst, ob du Tim J. Weber persönlich Feedback geben möchtest oder deine Meinung mit der gesamten Leserschaft teilst. Wenn Fragen zur Interaktion mit dem Autor aufkommen, beantwortet unser Verlagsteam diese gerne unter: leserfragen@marianprill-verlag.de

# Was ein leerer Teller mit der Wetterlage zu tun hat

Heinrich Sturm ist soeben wieder in der Redaktion angekommen. Der Computer surrt, eine Tasse Kaffee steht dampfend neben dem Rechner und der Journalist beginnt damit, das Gespräch mit Herrn Jørgensen zu einem Zeitungsbericht zu verarbeiten:

*»Vor vielen Jahren habe ich mal gelesen, dass in keinem anderen Land der Welt die Leute häufiger zum Arzt gehen als in Deutschland«*, sagt der 63-jährige Herr Jørgensen und bringt es auf den Punkt: »Wir Deutschen waren also lange Jahre Weltmeister und rangieren auch weiterhin auf den Spitzenplätzen.«*

*(*Quelle: https://www.spiegel.de/wirtschaft/studienbefund-deutsche-sind-weltmeister-im-arztbesuchen-a-447529.html)*

*Der Mann, der sich als Ernährungsexperte einen Namen gemacht hat, spricht über Medienberichte, denen zufolge viele Arztbesuche unnötig seien.*

*Im Café Zeitsprung steigt er voll ins Thema ein: »›Du bist, was du isst.‹ Stimmt diese Weisheit? Ich behaupte ja. Denn ich bin der Meinung – und das ist auch immer meine Empfehlung gewesen – dass man viel ausprobieren sollte.«*

*Jørgensen beschäftigt sich schon seit vielen Jahren mit dem menschlichen Körper und damit, was diesem bekommt. Seine Erkenntnis: »Versuch macht klug.« Er findet, dass Menschen, die sich nicht wohlfühlen, viel öfter den »Selbstversuch« wagen sollten.*

*»Wie fühlt es sich an, beispielsweise mal vier Wochen glutenhaltige Lebensmittel wegzulassen?«, fragt er. »Geht es dann vielleicht besser? Und wenn sich am Wohlbefinden noch nichts geändert hat, verzichtet man eben die nächsten vier Wochen auf Milchprodukte und danach einen Monat auf Zucker.«*

*Der Ernährungsexperte empfiehlt weiterhin, sich regelmäßig Fragen zu stellen. Vor allem diese: »Was ist mir meine Gesundheit wert?« Und: »Auf was kann ich verzichten, um mein Wohlbefinden zu steigern?«*

*»Ehrlich zu sich selbst zu sein, kann eine deutlich bitterere Pille sein als die, die der Arzt verschreibt.«*

*Wer Herrn Jørgensen zuhört, stellt fest, dass es unausweichlich ist, sich in Bezug auf die Ernährung mit dem Thema Selbstverantwortung auseinanderzusetzen. Wenn der eigene Körper Signale bei falscher Ernährung sendet, wäre der Besuch bei einem Ernährungsberater der Arztvisite vorzuziehen, erklärt er und verweist auf das Buch »Was dir deine Krankheit sagen will – Die Sprache der Symptome«.*

*Kopf- und Bauchschmerzen, Sodbrennen und Hautunreinheiten, hier und da ein Zwicken – das alles könne auf ungesunde Ernährung hindeuten. Wer hätte das gedacht?*

*Medikamente helfen zwar temporär, den Schmerz nicht mehr wahrzunehmen, doch die Ursache hat weiterhin Bestand, wenn man sich nicht grundlegend verändert.*

*Im Gespräch stellt der Ernährungsexperte eine Liste von Ernährungsformen vor, die jeder mal ausprobieren kann, um herauszufinden, was dem eigenen Körper guttut:*

*Montags – Vegan*
*Dienstags – Low Carb*
*Mittwochs – Vegetarisch*
*Donnerstags – Nur Obst und Gemüse (Fastentag)*
*Freitags – Ketogen*
*Samstags – Low Carb*
*Sonntags – »Schlemmertag«*

*Dann erinnert Herr Jørgensen: »Wir sollten nicht vergessen, dass wir biologische Wesen sind und grundsätzlich mit dem auskommen, was die Natur uns schenkt: Ein Apfel. Eine Tomate. Eine Möhre, all das sind äußerst intelligente Produkte der Natur, die Mineralstoffe, Vitamine, sekundäre Pflanzenstoffe enthalten. Sie arbeiten wie ein perfekt abgestimmtes Orchester zusammen.«*

*Der frühere Journalist erklärt weiter: »Damit können wir am meisten anfangen. Das ist schon tausende Jahre so und es wird auch noch tausende Jahre so bleiben.«*

*Den »breit gestreuten« Speiseplan in seiner Vielfalt hält er für einen sinnvollen Ansatz, um dem Körper zu geben, wonach dieser verlange: »›Nur essen, wenn ich Hunger habe!‹«*

*Das richtige Essen fängt schon in der frühesten Kindheit an.*

*Gerade Eltern rät Jørgensen zu mehr Gelassenheit am Essenstisch. »Eine solche Situation hat sicherlich jeder schon mal erlebt«, leitet der Fachmann ein und beschreibt: »Während großer Festlichkeiten bei Familie Meyer war die ganze Aufregung sehr anstrengend für Tochter Maria. Sie ist noch vor dem Abendessen eingeschlafen. Als Mutter Meyer sie ins Bett trägt, wird sie von ihrer Schwiegermutter argwöhnisch beäugt. Diese kommentiert: ›Jetzt ist das Kind mit leerem Magen und ohne Abendessen ins Bett gegangen.‹*

*Verständnisvoll nickt Mutter Meyer. Sie hat sich schlau gemacht und weiß, dass Kinder sich holen, was sie benötigen:*

*›Wenn sie Hunger hat und wach wird, kommt sie runter und kann was essen‹, erklärt sie ihrer Schwiegermutter auch gegen deren Widerstände.*

*Mutter Meyer weiß inzwischen: ›Wenn ein Kind satt ist, ist es satt. Und auch wenn es vielleicht mal zwei oder drei Tage weniger isst als gewohnt, stellt dies kein Problem dar.‹«*

*Dann geht Jørgensen auf die Nachkriegsgeneration ein, die das eigene Mangelgefühl einfach nicht los wird. Auch dazu noch ein Erklärungsversuch: Aus dem tatsächlichen Mangel an Lebensmitteln entstand ein Mangelgefühl, das an die nachfolgenden Generationen weitergegeben wurde. Dabei denken sich die älteren Leute nichts dabei, wollen nur das Beste für den Nachwuchs. Für sie hatte Essen und Ernährung schon immer einen ganz anderen Stellenwert im Vergleich zur heutigen Zeit.*

*Der Ernährungsexperte sagt: »Früher wurde gegessen, was auf den Tisch kommt. Daran lässt sich kaum etwas ändern. Doch die Denkweise ist längst überholt.«*

*Jørgensen, der sich auf den Bauch klopft, weil er selbst einige Pfunde zu viel angesetzt hat, wie er zugibt, schlägt Alarm: »Noch in den 80ern trat die Krankheit Diabetes bei Kindern kaum in Erscheinung. Doch im 21. Jahrhundert, insbesondere zwischen 2010 und 2020 hat sich die Rate der von Diabetes betroffenen Kindern und Jungerwachsenen zwischen 12 und 19 Jahren verfünffacht. Und das bei steigender Tendenz.«*

*Auch aus diesen Gründen sollte Ernährung niemals in irgendeiner Art und Weise zu einem Zwang werden. Weder sollte Essen zur Belohnung noch zur Bestrafung eingesetzt werden, da Kinder dadurch auf ungesunde Verhaltensweisen programmiert werden und sich dann schlimmstenfalls im Erwachsenenalter selbst zu einer Art »Belohnungsesser« entwickeln. Nach dem Motto: »So, jetzt habe ich etwas gut gemacht und dann gönne ich mir doch mal ein Stück Kuchen oder eine Süßigkeit«.*

*Herr Jørgensen berichtet von einer Langzeitstudie aus der ersten Hälfte des 20. Jahrhunderts[**], in der man herausgefunden hat, dass Kinder von Natur aus intuitiv essen. Ihnen wurden nach Bewegungsspielen unterschiedliche Mahlzeiten angeboten. Dabei stellte man fest, dass sich die Kinder entsprechend ihrer Aktivität für die richtigen Nährstoffe entschieden.*

*(**Quelle: https://www.ncbi.nlm.nih.gov/pmc/articles/PMC537465/)*

*Weiterhin weist er darauf hin, dass die Vielzahl der Ernährungstrends und Diätempfehlung die Menschen mehr verwirren, als ihnen helfen. Sich im wahrsten Sinne des Wortes aufs Bauchgefühl zu verlassen, in den eigenen Körper hineinzuhören, und auszuprobieren, was diesem gut bekomme, sei hilfreich. Das gelte auch im Umgang mit Kindern bei diesem Thema. Gelassenheit sei wichtig. Und auch das Vertrauen, dass vor allem die Kleinen spüren, was gut für sie ist. Essen wertschätzen, Dankbarkeit zeigen für die Dinge, die auf den Tisch kommen, reduzieren das eigene Stresslevel. Dies sind die Erfolgsfaktoren, die zu einer gesunden Einstellung führen und sich positiv auf den Nachwuchs übertragen.*

*Jørgensen scherzt: »Also wenn ich mich mit Erwachsenen zum Essen verabrede, sage ich ihnen ja auch nicht: ›Mach mal deinen Teller leer, damit morgen die Sonne scheint.‹«*

*Zusammenhänge zwischen Nahrungsaufnahme und Wetterlage seien ihm unbekannt.*

*Dann räumt der Ernährungsexperte noch einmal mit industriell verarbeiteten Lebensmitteln auf. Er hinterfragt die Sinnhaftigkeit von Fertiggerichten, deren Zutaten kaum auszusprechen sind. Und der Kreativität der Industriellen sind keine Grenzen gesetzt. Jørgensen verdunkelt die Miene, als er von einem geplanten Veggie-Burger spricht, der ausgedruckt werden soll. Wäre das innovativ? Ganz bestimmt. Aber tut so ein Produkt auch dem Körper gut? Das darf bezweifelt werden.*

*»Besser wäre es, wie in vielen anderen Lebensbereichen ebenfalls, auch bei der Ernährung den Rückwärtsgang einzulegen, um weiter voranzukommen«, sagt Jørgensen und fragt: »Warum sollte es unserem Körper guttun, wenn wir mehr und weiterhin auf Fertiggerichte setzen, statt auf die Produkte zu vertrauen, die die Natur für uns in optimaler Zusammensetzung bereithält?«*

*Plötzlich greift sich der 63-Jährige eine Serviette und skizziert mit einem Kugelschreiber auf ihr herum. Was darauf zu sehen ist, beschreibt der Ernährungsexperte als den »Tempel der Gesundheit«. Das Dach symbolisiert den menschlichen Wunsch nach Gesundheit und einem langen und glücklichen Leben. Dann ordnet er die Ernährung in den Gesamtzusam-*

*menhang ein. Gesunde Ernährung sei seiner Ansicht nach zwar extrem wichtig, doch diese eine Säule allein könne das Dach nie tragen. Dann bringt Jørgensen einen weiteren Tipp ins Spiel:*

*»Vor allem eine positive Grundhaltung zum Leben und viel Bewegung spielen eine wichtige Rolle, um aus dem Wunsch Wirklichkeit werden zu lassen. Nur das Vorhandensein aller Säulen, die auf einem festen Fundament stehen, machen aus dem Tempel der Gesundheit ein stabiles Konstrukt, das ein Leben lang hält.«*

*Als Herr Jørgensen Buddha zitiert, scheint ihm das Herz schwer zu werden: »Der Mensch lebt, als würde er niemals sterben und stirbt dann, ohne jemals gelebt zu haben.«*

# Was ein leerer Teller mit der Wetterlage zu tun hat

Zeit für eine kleine Pause. Was kommt dir in den Sinn, wenn du dieses Kapitel auf dich wirken lässt? Worüber denkst du nach? Tim J. Weber freut sich auf Feedback und Fragen.

**autorenclub.de/tw/5**

Über den Zugang zur Internetseite des Autors lassen sich die einzelnen Buchkapitel kommentieren. Neben Feedbacks sind auch Fragestellungen möglich, die der Autor per Sprachnachricht oder E-Mail beantworten wird.

Entscheide selbst, ob du Tim J. Weber persönlich Feedback geben möchtest oder deine Meinung mit der gesamten Leserschaft teilst. Wenn Fragen zur Interaktion mit dem Autor aufkommen, beantwortet unser Verlagsteam diese gerne unter: leserfragen@marianprill-verlag.de

# Von Bandscheiben und Hamburgern

14:08 Uhr! Verdammt, zu spät. Heinrich betritt mit den harmonischen Klängen eines von der Decke hängenden Klangspiels das Café. Sein Blick wandert durch den Raum: Henry sitzt in einem der mächtigen Ohrensessel. Es scheint, als würde er jeden Moment aufspringen und losspurten, so viel Energie strahlt Heinrichs Interviewpartner aus. Sein Blick ist offen und freundlich. Heinrich begrüßt die Besitzerin des Cafés mit einem kurzen Lächeln und schlendert an der üppig ausgestatteten Kuchentheke vorbei in Henrys Richtung.

»Hallo Henry, danke, dass du dir die Zeit für das Interview nimmst. Und danke auch dafür, dass du mir das ›Du‹ angeboten hast. Das finde ich sehr sympathisch.«

»Gerne, Heinrich«, antwortet der sportliche Endfünfziger, der auch als Endvierziger durchgehen würde. Er schaut auf seine Uhr, als sich Heinrich fürs Zuspätkommen entschuldigt und meint: »Sind doch nur acht Minuten. Das akademische Viertel ist noch nicht überschritten.«

Dann lächelt er und fragt: »Worüber wollen wir heute genau reden?«

»Bei meiner Recherche zum Thema Bewegung kam ich an deiner Expertise nicht vorbei«, eröffnet Heinrich das Gespräch.

»Das interessiert mich sehr«, setzt der Journalist nach und mustert Henry aufmerksam: Dieser trägt einen Jogginganzug, die dunklen Haare sind gepaart mit hellen Strähnen, braune Augen funkeln durch die sportliche Brille und irgendwie scheinen sich einige Frauen unter den Gästen für Henry zu interessieren. Sie drehen sich zu ihm um und lächeln ihn an, während Heinrich wissen möchte:

»Was bedeutet Bewegung in deinem Leben?«

Henry hat gleich die passende Antwort parat: »Eine wichtige Frage«, kommentiert er und sagt: »Wir sind schon lange dabei, uns von unserer Umwelt zu entfernen. Zunehmend verlieren wir die Beziehung zu unserer Natur. Der äußerst rasante, technologische Fortschritt birgt die Gefahr, dass wir vergessen, dass wir biologische Wesen sind.«

»Das habe ich schon mal gehört«, antwortet Heinrich.

Henry nickt und führt weiter aus: »Wir sind zum Gehen und Laufen gemacht. Und es heißt ja auch in der Anatomie Bewegungs- und nicht Sitzapparat. Das wissen die meisten Menschen auch. Ihnen wäre damit geholfen, wenn sie sich häufiger mal an unsere steinzeitlichen Vorfahren erinnern. Bevor wir dieses Thema vertiefen, sollten wir einen Blick in die Getränkekarte werfen, oder Heinrich? Du siehst recht durstig aus.«

»Eine gute Idee«, stimmt der Journalist, noch immer etwas kurzatmig, knapp zu. »Ich bin auch ganz schön gespurtet, um halbwegs pünktlich zu sein. An Bewegung hat es mir heute noch nicht gemangelt«, scherzt er und möchte von seinem Gegenüber wissen: »Nun bin ich gespannt, für welches Getränk sich der Bewegungsexperte entscheidet.«

»Na für was wohl? Für stilles Wasser mit einem Spritzer Zitrone.«

Heinrich schaut ernüchtert drein. Irgendwie scheint ihm der Vorschlag seines Gegenübers nicht zu schmecken.

Das bemerkt Henry und erklärt: »Regelmäßig stilles Wasser trinken wird unterschätzt. Doch es ist die einfachste Form der Gesundheitsförderung.«

Während die Kellnerin den Tisch erreicht, um die Bestellung aufzunehmen, denkt Heinrich laut: »Eben konnte ich mich nicht zwischen Spezi und Eistee entscheiden. Doch ich denke, ich folge deiner Empfehlung und probiere es mal mit einem stillen Wasser mit Zitrone.«

Henry nickt zufrieden und wendet sich ebenfalls an die Kellnerin: »Für mich bitte das Gleiche. Können Sie mein Wasser noch auf 40 Grad erhitzen?«

»Selbstverständlich, gerne«, sagt sie und geht zum Tresen.

Heinrich schaut Henry verwundert an: »40 Grad?«

»Der Darm ist ein Muskel. Bei Wärme entspannen sich Muskeln, bei Kälte ziehen sie sich zusammen. Mit erwärmten Wasser verhilft man seinem Körper zu noch mehr Wohlbefinden. Doch nicht nur die Temperatur macht den Unterschied. Auch ein ausgeglichener Wasserhaushalt selbst ist förderlich für die Gesundheit. Ausreichende Wasserzufuhr kann Bluthochdruck, Müdigkeit, Kopfschmerzen, Verdauungsstörungen und Hautproblemen wirksam vorbeugen.«

Heinrich nickt: »Klingt nachvollziehbar.«

»Wasser ist ein wahres Wundermittel, denn es steigert bei angemessenem Verzehr sogar die Konzentrations- und Leistungsfähigkeit«, ergänzt Henry die Liste der Vorteile: »Vor allem aber wird der Körper bei der Entgiftung unterstützt. Aus mir unerklärlichen Gründen stelle ich regelmäßig fest, dass dieses Thema nicht wirklich präsent ist. Schon gar nicht im Joballtag vieler Menschen.

Meinen Kunden rate ich daher, sich ans Wassertrinken zu erinnern, wo immer es geht. Völlig gleich, ob eine Notiz am Badezimmerspiegel klebt oder ein Post-it am PC-Bildschirm. Wichtig ist, dem Flüssigkeitsbedarf des Körpers gerecht zu werden. Und das sind unter normalen Bedingungen 40 Milliliter je Kilogramm Körpergewicht. Wenn jemand sich körperlich betätigt, kann man pro Stunde noch einen Liter hinzurechnen.«

Gerade, als Henry die letzten Worte spricht, serviert die Kellnerin die Getränke.

»Zurück zum eigentlichen Thema, zur Bewegung«, schlägt Heinrich vor, während er vorsichtig am Glas nippt und Henry nimmt den Gesprächsfaden auf:

»Wenn man sich die Entwicklung ansieht, dann bedeutet der medizinische Fortschritt nicht unbedingt bessere Gesundheit in der Bevölkerung. Mir scheint es so, als gäbe es mehr Kranke, umso ausgeklügelter die Medizin wird. Mit mangelnder Bewegung ist auch das Thema Rückenschmerzen unzertrennlich verbunden. Die Menschen sitzen den ganzen Tag im Büro und starren auf ihre Bildschirme. Das ändert sich kaum in deren Freizeit. Ständig ist der Blick aufs Display gerichtet.

Viel Sitzen und wenig Bewegung. Und wenn es dann im Rückenbereich zieht oder sticht, verabreichen sich die Betroffenen Schmerzmittel in großer Menge. Laut Stern* schlucken die Deutschen im Jahr 50 Schmerztabletten pro Kopf. Frauen greifen dabei häufiger zu Schmerzmitteln.

*(*Quelle: https://www.stern.de/gesundheit/schmerztabletten--wie-deutschland-im-tabletten-rausch-versinkt-7806318.html)*

Ist das nicht verrückt? Mit 15 bis 20 Minuten täglicher Bewegung würden sie der Ursache zu Leibe rücken und könnten sich dadurch die Schmerzmittel sparen. Die Menschen müssen ihren Körper besser verstehen lernen. Wobei dies nur die halbe Wahrheit ist. Dieter Lange hat mal gesagt: ›Verstehen erhält immer nur den Trostpreis!‹

Man muss auch handeln und aktiv werden, um die Gesundheit zu fördern.«

Heinrich will es genau wissen: »Woher kommen die Rückenschmerzen vom Sitzen eigentlich?«

»Dafür ist größtenteils der Hüftbeuger verantwortlich. Es handelt sich um einen Muskel, den wir alle in unserem Körper tragen. Seinen Ursprung hat er an den Lendenwirbelkörpern. Wenn wir lange sitzen, signalisieren wir dem Körper, dass der Muskel nur selten in seiner eigentlichen Funktion gebraucht wird.

Der Hüftbeuger übernimmt die Aufgabe, die Hüfte zu beugen, wie der Name schon sagt. Dadurch lassen sich die Beine anheben. Durch ihn wird Treppensteigen erst möglich. Umgekehrt ist übermäßiges Sitzen Gift für den Hüftbeuger, da sich der Muskel mit der Zeit verkürzt. Und nicht nur der.

Das Wunderwerk Mensch reagiert bei Belastung mit Muskelaufbau und bei Entlastung mit Muskelabbau. Durch die unnatürliche, passive Körperhaltung der im Büro arbeitenden Menschen verspannt der Muskel und zieht sich zusammen. Und dann zwackt es im Rücken.

Der Grund dafür: Hat sich der Hüftbeuger erst einmal verkürzt, zieht er dauerhaft an der Lendenwirbelsäule und sorgt so für eine einseitige Belastung der Bandscheiben.«

Jetzt kommt Henry in Fahrt: »Die Wirbelsäule erinnert an den Aufbau eines Hamburgers. Ich bin kein Fast-Food-Fan«, sagt er mit verteidigender Geste und ergänzt: »Doch dieses Bild passt gut. Stell dir vor, du beißt in einen üppig belegten Hamburger. Was passiert? Die Zutaten fallen hinten raus.

Ähnlich verhält es sich mit der Bandscheibe, wenn sie einseitig belastet wird. Das kommt daher, weil die Wirbelsäule vergleichbar mit einem Burger aufgebaut ist: Sie setzt sich zusammen aus Wirbelkörper, Bandscheibe, Wirbelkörper, Bandscheibe und so weiter. Zieht der Hüftbeuger nun an der Lendenwirbelsäule und belastet die Bandscheibe lange genug einseitig, führt dies zu Schmerzen und schlimmstenfalls zu einem Bandscheibenvorfall.«

Heinrich Sturm steht die Blässe ins Gesicht geschrieben. Er tastet seinen eigenen Rücken ab und fragt: »Und was kann ich dagegen machen?«

Henry lacht: »Na, was wohl? Für körperlichen Ausgleich sorgen.«

»Ok, und wie genau?« fragt es von der anderen Seite des Tischs.

»Kann ich dir gerne zeigen, wenn du möchtest«, sagt Henry.

Heinrich stimmt zu.

»Lass uns gehen«, sagt Henry und legt die Bezahlung und etwas Trinkgeld unter die leeren Gläser.

# Von Bandscheiben und Hamburgern

Zeit für eine kleine Pause. Was kommt dir in den Sinn, wenn du dieses Kapitel auf dich wirken lässt? Worüber denkst du nach? Tim J. Weber freut sich auf Feedback und Fragen.

**autorenclub.de/tw/6**

Über den Zugang zur Internetseite des Autors lassen sich die einzelnen Buchkapitel kommentieren. Neben Feedbacks sind auch Fragestellungen möglich, die der Autor per Sprachnachricht oder E-Mail beantworten wird.

Entscheide selbst, ob du Tim J. Weber persönlich Feedback geben möchtest oder deine Meinung mit der gesamten Leserschaft teilst. Wenn Fragen zur Interaktion mit dem Autor aufkommen, beantwortet unser Verlagsteam diese gerne unter: leserfragen@marianprill-verlag.de

# Sport, Smartphones und Sicherheit

»Der Energiestoffwechsel findet in der Zelle statt«, ergänzt Henry, als er mit Heinrich das Lokal verlässt. »In ihr werden Kohlenhydrate, Eiweiße und Fette in Energie umgewandelt. Der Stoffwechsel bzw. der Kalorienbedarf hängt stark mit dem Anteil an Muskelmasse zusammen. Je mehr Muskelmasse vorhanden ist, desto aktiver der Stoffwechsel. Dadurch ist auch der Kalorienverbrauch bei Trainierten höher – ein Plädoyer dafür, mehr Muskeltraining zu machen.

Ich höre häufig, dass einige Menschen sich damit abfinden, dass ihre Muskelmasse ab 30 um 0,5 % pro Jahr abnimmt. Wenn ein Körper jedoch nicht in Bewegung bleibt, dann baut er auch schon im jüngeren Alter ab. Bewegung ist nicht gleich Training.«

Henry zieht das Prinzip des trainingswirksamen Reizes heran: »Wer gute Ergebnisse erzielen möchte, muss den Körper mehr oder weniger aus der Fassung bringen. Das bedeutet auch, dass der Trainingsreiz eine bestimmte Schwelle übertreten muss, um den Muskelaufbau überhaupt erst in Gang zu setzen. Beim Training verletzt man gewissermaßen gezielt die Muskulatur. Der Körper repariert sie und verstärkt sie dabei, um neuen Verletzungen vorzubeugen.«

»Klingt gefährlich«, sagt Heinrich. »Ich dachte immer, Muskelkater sei eine Übersäuerung.«

»Der Körper kann auch bei einem Ausdauerlauf übersäuern«, erklärt Henry. »Dabei übersteigt die Muskulatur in der Regel jedoch nicht die besagte Reizschwelle. Muskelkater ist in Fachkreisen auch als Mikrotrauma bekannt, eine Verletzung kleinster Bestandteile der Muskulatur. Das klingt spektakulärer als es eigentlich ist.

Doch dafür sind wir Menschen geschaffen. Muskelkater lässt sich mit dem Aufbau von Hornhaut vergleichen: Bei jemandem, der einen ganzen Tag im Wald arbeitet und zum Beispiel zentnerweise Holz hackt, wird sich mit hoher Wahrscheinlichkeit Hornhaut bilden. Die Person hat die Haut kräftig gereizt und der Körper repariert sie und baut noch einen zusätzlichen Schutz drauf. Diese Hornhaut schützt vor erneutem Abrieb und bleibt, solange sie benötigt wird.

Kurz: Ein untrainierter Körper, der eine bestimmte Bewegung nicht gewohnt ist, wird stärkere Muskeln bilden. Das passiert natürlich nicht, wenn jemand den ganzen Tag sitzt und auf den Monitor starrt. Zusätzlich entgehen inaktiven Menschen die Myokine.«

»Myo … was?«

»Bei Myokinen handelt es sich um Botenstoffe, die Entzündungen im Körper stoppen und die Immunabwehr regulieren. Der Körper schüttet sie vermehrt bei intensiver Muskelbeanspruchung aus. Neben vielen weiteren Vorteilen, die regelmäßiges Training mit sich bringt, wäre allein das schon Grund genug, sich intensiv zu bewegen«, sagt Henry.

»Ok, aber wann merke ich, dass ich richtig trainiere und mich nicht nur bewege?«, will Heinrich wissen.

»Manche Leute glauben, dass wenn sie schwitzen, dies schon ausreicht, um Muskeln aufzubauen. Das ist aber ein Irrglaube«, sagt Henry und scherzt: »Denn einigen läuft das Wasser auch, wenn sie scharf essen. Deine Frage lässt sich für Laien nur sehr schwer beantworten. Wer trainiert und ein leichtes Muskelbrennen verspürt, hat die vorhin erwähnte Reizschwelle mit Sicherheit überschritten.

Um den richtigen Trainingsreiz zu finden, empfiehlt es sich, ein Fitnessstudio in der Nähe aufzusuchen und sich beraten zu lassen. Man wird schnell feststellen, dass die Vorbehalte den Sportstudios gegenüber unbegründet sind, zumindest zum größten Teil. Denn manche Leute machen einen großen Bogen um die vermeintliche Muckibude, weil sie erwarten, dass darin nur muskelbepackte ›Eisenbieger‹ trainieren. Doch sehr häufig ist das nicht der Fall. Und die Studios sind gute Anlaufstellen, um den Bewegungsmangel im Alltag auszugleichen.

Beim Thema Sport gibt es leider viele falsche Annahmen«, ergänzt Henry und führt weiter aus: »Vielleicht kennst du ja auch den Schlag Mensch, der nur durch einen bestimmten Impuls ins Handeln kommt. Das könnte ein Film mit muskelbepackten Kampfsportlern sein oder ein durchtrainierter Mensch, der neuerdings den Freundeskreis erweitert.

Vielleicht ist es aber auch einfach nur der alljährliche Neujahrswahn und der damit verbundene Wunsch, abzunehmen und sportlich fitter zu werden.

Häufig jedoch verpuffen die guten Vorsätze, den eigenen Körper wieder lebendig zu machen, so wie sie gekommen sind«, mahnt Henry und begründet seine Erfahrungen folgendermaßen:

»Zum einen können übersteigerte Erwartungshaltungen ans Training die Motivation schnell zunichtemachen, andererseits bleiben hier und da auch Verletzungen nicht aus, wenn man versucht, in sechs Tagen das zu erreichen, was man in den vergangenen zehn Jahren versäumt hat. Es sind die externen Reize, die Menschen motivieren, etwas zu tun. Manchmal sind sie es aber auch, die sich demotivierend auswirken.«

Auch dafür hat Henry den passenden Spruch auf den Lippen: »Der größte Feind des Glücks ist immer der Vergleich. Wenn man sich erst mit anderen vergleicht, hat man damit nichts erreicht.«

Dann wirbt er für sinnvolles und gesundes Training. Nach seinem Verständnis ist beides eine Frage der Einstellung – verbunden mit dem Wissen, dass sich der menschliche Körper nur langsam entwickeln kann. Zeitlich überschaubare Trainingseinheiten, dafür regelmäßig ausgeführt, bringen mehr als kurzzeitiger Dauerbewegungsstress mit vorschneller Aufgabe.

»Für die Allermeisten reichen nur ein paar Minuten am Tag aus«, sagt der Fachmann.

Heinrich schaut den Sportanzugträger skeptisch an: »Ein paar Minuten Training? Was sollen das denn für Übungen sein?«, erkundigt sich der Journalist. Die Miene, die er bei der Frage aufsetzt, wirkt fast schon bemitleidend.

»Es ist natürlich kein komplettes Workout, das ist klar«, verteidigt Henry. »Es geht hier auch wirklich nur um Basisübungen für den körperlichen Ausgleich«, sagt er und erinnert: »Wir hatten eingangs ja schon darüber gesprochen, dass dauerhaft einseitige Belastungen, zum Beispiel im Büro, zu Halteschäden und körperlichen Einschränkungen führen können.

Wenn wir bei einem Büroarbeiter bleiben, dann ist dessen Schmerztoleranz irgendwann überschritten. Er verständigt seine Chefin, geht zum Arzt und hofft auf Heilung seiner Schmerzen. Ärzte, die hauptsächlich symptomorientiert arbeiten, führen Linderung herbei, indem sie zum Beispiel Schmerzmittel verschreiben.

Es ist gut, dass es Ärzte gibt. Wer sich das Bein gebrochen hat, freut sich, wenn er zum Schulmediziner gehen kann und ihm geholfen wird. Wenn Mediziner zum Einsatz kommen, dann ist meistens schon Not am Mann angesagt. Und genau darauf möchte ich hinaus. Für die Prävention ist in unserer Gesellschaft leider noch zu wenig Platz. Es ist eine Illusion, dauerhaft falschem Verhalten mit einem Arztbesuch entgegenzuwirken. Warten, bis es wehtut, macht auch deshalb keinen Sinn, weil wir der Gesellschaft damit schaden. Denn wir alle zahlen dafür, dass viele einzelne Ausgleichsübungen unterschätzen und sich so lange nicht rühren, bis der körperliche Verfall eintritt und der Schaden chronisch wird.

Kommen wir aber zurück zu den Büroübungen. Was meine ich damit, wenn ich sage, dass sieben bis zehn Minuten für die Rückengesundheit als Basis ausreichen?

Es gibt verschiedene Körperregionen, die durch viel Sitzen in Mitleidenschaft gezogen werden. Es geht bei den besagten Übungen darum, das Gegenprogramm zu fahren, den Muskeln zu vermitteln, dass sie auch anderweitig gebraucht werden.

Unser Muskel-Faszien-System kann man sich vorstellen wie einen Taucheranzug: Wenn wir uns zu wenig bewegen, dann schrumpft dieser Muskel-Faszien-Anzug zusammen. Unser Körper arbeitet effizient. Wenn ich den ganzen Tag sitze, dann reagiert mein Körper darauf, indem er die Strukturen auf diesen geringen Bewegungsumfang anpasst. Man könnte fast sagen, dass der Muskel ein Gedächtnis hat. Wird er nicht genutzt, vergisst er, was er alles kann. Ausgleichsübungen helfen unserem Körper, sich zu erinnern.«

»Ok, aber was sind das denn für Übungen, wie kann ich sie mir vorstellen?«, fragt Heinrich neugierig.

»Das funktioniert ganz einfach«, sagt Henry. »Zunächst einmal stehst du aus deinem Bürostuhl auf. Der Stuhl steht etwa einen Meter hinter dir. Dann streckst du ein Bein nach hinten und legst den Fuß auf der Sitzfläche ab. Du beginnst die Übung, indem du den Fußspann fest in die Sitzfläche presst. Dein Oberkörper ist dabei relativ aufrecht und starr. Die Energie fließt in den Beckenbereich. Dadurch dehnst du deinen Körper und die Längenaktivierung setzt ein. Dieser Dehnprozess basiert immer auf einem gewissen Widerstand. Solange nichts spannt, hast du die Übung nicht effektiv ausgeführt.«

»Das leuchtet ein«, kommentiert Heinrich.

»Absolut. Was für den Hüftbeuger gut ist, kann für die Brustmuskulatur nicht schlecht sein«, interpretiert Henry schelmisch einen alten Werbeslogan um, als sie bei ihrem Spaziergang gerade den Wald erreichen.

»Hier haben wir jetzt Bäume als Hilfsmittel«, sagt er und deutet auf eine alte Eiche. »Im Büro tut‘s auch der Türrahmen. Als würdest du einem Kollegen ›High Five‹ geben, legst du deinen Arm auf den Türrahmen oder hier gegen die Eiche und dehnst den Oberkörper, indem du mit dem Arm gegen den Widerstand Spannung aufbaust.

Wie stehst du selbst eigentlich zu Fitness und Sport, Heinrich?«

Heinrich fühlt sich so, wie früher in der Schule, wenn der Lehrer ihm Fragen stellte, die er nicht beantworten konnte. Und das sieht man ihm auch an: Obwohl er nichts getan hat, tritt ihm etwas Schweiß auf die Stirn. Dann entscheidet sich Heinrich für Tabula rasa:

»Ich arbeite in einem Umfeld, in dem mir viel abverlangt wird. An Bewegung mangelt es mir nicht. Wenn ich zu meinen Interviewpartnern fahre, dann bin ich viel draußen unterwegs.«

»Fährst du mit dem Fahrrad?«, will Henry wissen.

»Mit dem Auto«, erwidert Heinrich. Dann verteidigt er seine tägliche Fahrzeugwahl: »Ich muss flexibel sein, um schnell zu Terminen zu gelangen. Mit dem Fahrrad wäre ich definitiv zu langsam. Und außerdem: Bei allen Terminen geschwitzt anzukommen, wäre sicherlich nicht gerade von Vorteil.«

Dann folgt Heinrichs Fazit: »Fürs Fitnessstudio habe ich ehrlich gesagt einfach keine Zeit.«

Nun wechselt Henry schlagartig das Thema:

»Kennst du ›Blubbb!‹, die neue Serie dieses Streaminganbieters?«

»Aber hallo! Die erste Staffel habe ich mir an einem kompletten Wochenende angesehen«, äußert sich Heinrich nun hochmotiviert. Der Glanz in seinen Augen: Unübersehbar.

»Interessant«, sagt Henry nüchtern.

»Ja, absolut. Ich finde, die Serie ist ein echtes Meisterwerk geworden«, antwortet Film-Fan Sturm.

»Das kann sein«, nickt Henry zustimmend und sagt: »Davon habe ich in letzter Zeit häufiger gehört. Ich stelle Leuten die Frage immer dann, wenn ich herausfinden möchte, ob sie wirklich keine Zeit haben, um Sport zu treiben.«

Von einer Sekunde auf die nächste verfliegt Heinrichs Begeisterung: »Mit deiner Fragetechnik hättest du Journalist werden können«, sagt der Ertappte fast schon vorwurfsvoll und lächelt unsicher.

»Ich hatte es mal in Betracht gezogen«, bestätigt Henry und spricht darüber, dass ihm der raue Umgang in der Redaktion und der Stress schon in der Probezeit nicht guttaten und er diesen

Berufswunsch ablegte. Dann besänftigt er seinen Gesprächspartner: »Es geht mir in keiner Weise darum, Leute vorzuführen, sondern ihnen zu demonstrieren, dass sie es ihrer Bequemlichkeit zu verdanken haben, wenn ihr Körper den Dienst quittiert. Nicht falsch verstehen: Komfort zu genießen und auch mal Pause zu machen, ist etwas angenehmes. Ruhe und Erholungsphasen sind unendlich wichtig, um die Akkus wieder aufzuladen. Und selbst die Muskeln brauchen Pause: Sie wachsen nicht beim Training, sondern in der Ruhephase.

Doch wenn der Körper sich erholt hat, dann muss er auch wieder genutzt und gefordert werden. Schau mal, im Prinzip könnte es mir egal sein, wenn Menschen im Alter über Schmerzen klagen. Doch das ist es nicht. Ich beobachte die Leute, die den Schlüssel zur Gesundheit selbst in der Hand halten, ohne dies zu wissen. Und das möchte ich ihnen bewusst machen.

Die Entscheidung, ob sie dann ins Workout gehen oder die nächste Serie schauen, treffen sie allein.«

»Hast du einen Tipp, wie die Leute aus ihrer Komfortzone ausbrechen können?«, fragt Heinrich und kann sich den Kommentar nicht verkneifen: »Ich gehöre ja offenbar zu ihnen.«

Henry lächelt und zeigt durch eine abfedernde Handbewegung an, dass Heinrich nicht so streng mit sich sein soll. Seine Erklärung: »Na klar: Mit dem Wort ›Belohnung.‹«

Heinrich kräuselt die Stirn.

Henry erklärt: »Wenn Leute von ihrem Alltag stark vereinnahmt werden, dann haben sie normalerweise keine Lust mehr auf weitere Aktivitäten. Was aber würde passieren, wenn sie plötzlich Sport als Belohnung ansehen? Wenn der körperliche Ausgleich keine Last oder Qual ist, sondern ein Vorzug, eine tolle Möglichkeit, abzuschalten und sich selbst etwas Gutes zu tun?«

Die Skepsis in Heinrichs Gesicht will nicht so recht verfliegen.

Henry führt weiter aus: »Vision Boards, Ziel-Collagen, Traumbilder – du kannst die Hilfsmittel nennen, wie du möchtest. Letztlich hat jeder von uns die Fähigkeit, sich Dinge vorzustellen und auf die Erreichung hinzuarbeiten. Und auch wenn es sich für viele Menschen absurd anhören mag, als Belohnung Süßigkeiten mit Sport zu ersetzen: Es funktioniert. Ich habe es selbst erlebt.

Der frühere Bundeskanzler Helmut Schmidt hat öfter mal gesagt: Wer Visionen hat, sollte zum Arzt gehen. Ich sehe das anders: Wem ein positives Zukunftsbild fehlt, der hat das Nachsehen in der Glückshormonbilanz.

Durch die sportliche Betätigung werden Endorphine freigesetzt, ein Vorgang, der zu Wohlbefinden führt. Dabei handelt es sich um körpereigene Hormone, die als natürliches Schmerzmittel angesehen werden können. Sie heben die Stimmung. Und weil wir Menschen Gewohnheitstiere sind, gewöhnen wir uns innerhalb von vier bis acht Wochen an neue Abläufe. Sich auf den Weg zu den ersten Trainingseinheiten zu machen, fällt vielleicht noch etwas schwer. Nach zwei bis drei Wochen will man sie nicht mehr missen. Und ist man nach ein paar Monaten mittendrin, bauen sich erhebliche Widerstände auf, wenn man von außen gezwungen wird, das Training zu vernachlässigen.

Es kommt darauf an, sich den Spaß am Sport ein Stück auch selbst zu verordnen, sich bewusst dafür zu entscheiden und nicht zu hart mit sich ins Gericht zu gehen, wenn es anfangs noch nicht so läuft, wie man es sich vorstellt. Also alte Gewohnheiten loslassen, um neue zu integrieren. Kleine Schritte über einen langen Zeitraum zu gehen, macht den großen Unterschied.«

Heinrich belächelt Henrys Aussagen und kann an dieser Stelle nicht mit jenen Informationen hinterm Berg halten, die belegen, dass Henrys Ausführungen ungültig sind: »Also bei mir liegt die Veranlagung in der Familie. Wenn ich mir meine Eltern ansehe, dann weiß ich schon, was mir mit 60 Jahren blüht. Wieso also sollte ich mich mit Sport und zusätzlichem Stress belasten?«

Henry schaut Heinrich nachdenklich an und zitiert: »Albert Einstein hat mal gesagt: ›Es ist leichter, einen Atomkern zu spalten als ein Vorurteil.‹ Wir haben mehr Einfluss auf unsere Gene, als wir gedacht haben. Inzwischen haben Forscher der verhältnismäßig jungen Wissenschaftsdisziplin Epigenetik herausgefunden, dass die Gene, die in unserer Ahnenlinie liegen, von uns selbst gesteuert werden können. Es mag sich möglicherweise abenteuerlich anhören, doch es ist inzwischen mehrfach belegt: Der Lebensstil eines jeden Menschen entscheidet darüber, welche Gene aktiv werden. Im Umkehrschluss bedeutet das, dass jeder selbst in der Hand hat, in welche Richtung der Körper tendiert und sich die Gesundheit entwickelt.«

Dann möchte Henry von Heinrich wissen: »Was macht diese Information mit dir?«

Heinrich antwortet: »Es klingt in der Tat unglaublich, fast schon revolutionär. Mich wundert, dass ich so etwas bisher noch nicht in unserer Zeitung gelesen habe. Aber das wird sich bald ändern.«

Dann zückt Heinrich seinen Schreibblock und fragt: »Was würdest du unserer Leserschaft noch mit auf den Weg geben?«

Da fällt Henry einiges ein: »Gesundheit ist vor allem eine Einstellungssache. Wenn wir über Gesundheit sprechen, spielt auch Krankheit eine Rolle. In Schmerzen und Symptomen stecken Botschaften, die mitunter nicht unmittelbar etwas mit unserem Bewegungs- oder Ernährungsverhalten zu tun haben. In Zukunft wird es mehr und mehr darum gehen, auch andere Lebensbereiche zu betrachten. Ganzheitlich auf die Gesundheit zu blicken. Denn es kann sein, dass Beziehungsprobleme und Geldsorgen einem sprichwörtlich auf den Magen schlagen. Grundsätzlich ist es meistens so, dass Leute körperlich spüren, wenn sie Dinge tun, die ihrer Natur widerstreben. Dazu gehört auch und vor allem, einem Job nachzugehen, der wenig Sinn stiftet und in dem die Erfüllung fehlt.«

Dann zitiert Henry den Wirtschaftsprofessor Franz Hörmann, der mal gesagt hat: »Karriere bedeutet, für immer sinnlosere Tätigkeiten mehr Geld zu bekommen.« Und führt weiter aus: »In diesem Zusammenhang ließ der Professor der Uni Wien durchscheinen, dass die Betroffenen, die dann irgendwann von körperlichen Einschränkungen heimgesucht werden, oftmals vermuten, dass das Alter daran schuld wäre. Das bedeutet, dass nur denen vollumfängliche Gesundheit zuteil werden kann, die es schaffen, bis ins tiefste Innere ihres Selbst vorzudringen.«

Heinrich kommentiert: »Das klingt ja fast schon spirituell.«

»Wieso fast? Das ist eine spirituelle Haltung«, antwortet Henry. »Ich halte es für wichtig, dass umgedacht wird und wir als Gesellschaft überlegen, ob wir weiterhin an den Scheinbedürfnissen festhalten, die wir als unsere Wirklichkeit ansehen. Das ist komfortabel. Für den Einzelnen bedeutet Komfort in diesem Zusammenhang: Stillstand, Unbeweglichkeit und letztlich körperliche Einschränkungen. Denn der Körper ist die letzte Instanz, in der sich ein Missstand zeigt.«

Dem hat Heinrich nichts entgegenzusetzen. Zügig notiert er Henrys Worte und entwickelt eine Vorstellung, wie er seinen Zeitungsartikel beginnen will.

Als Heinrich und Henry eine Lichtung betreten, wird es laut. Kinder tollen auf dem Spielplatz herum, der hier von der Stadt angelegt wurde.

»So viel Bewegungsdrang auf einmal sieht man selten heute, nicht wahr?«, kommentiert Henry und bedauert:

»Man hört viel zu häufig: ›Zappel nicht so viel herum!‹ und ›Hör auf herumzulaufen!‹ Oder auch: ›Bleib sitzen!‹

Du bist Journalist, Heinrich, ist dir schon mal aufgefallen, dass sich dies sogar im Sprachgebrauch abbildet und der Begriff ›Sitzen‹ oft mit unangenehmen Ereignissen in Verbindung gebracht wird?«

Heinrich nickt und schreibt weiter mit, was Henry ausführt: »Wer sich in der Schule daneben benimmt, sitzt nach. Sind die Zeugnisnoten nicht ausreichend, bleibt man sogar sitzen. Wer sich über einen längeren Zeitraum ausruht, wird als Couch Potato bezeichnet, Gauner sitzen im Gefängnis ihre Zeit ab und manche Menschen werden von ihren Beziehungspartnerinnen und -partnern sitzen gelassen. Dass Eltern ihren Kindern systematisch den Spaß an der Bewegung abtrainieren, wenn sie sie drastisch zur Unauffälligkeit anhalten, ist vielen gar nicht so bewusst. Zumindest stelle ich das immer wieder fest. Mit steigendem Alter werden die Kinder zur Passivität erzogen. Das ältere Semester spricht heute noch von Gehorsam. Für mich ist das nichts anderes als geistige Inaktivität.«

Ein Ball rollt Henry vor die Füße und er schießt ihn mit eleganter Bewegung zurück, woher er gekommen war. Dann winkt er den Jungen zu, die sich durch Handzeichen bedanken.

»Von den Problemen, die auf sie zukommen, wissen die meisten Kinder hier noch nicht viel«, führt Henry weiter aus. Und meint dann: »Und das ist auch gut so. Ihr Bewegungsdrang birgt einen weiteren sehr wichtigen Effekt: Sie trainieren ihre Muskeln und Faszien, sodass das Bindegewebe flexibel und geschmeidig bleibt. Und das alles rein intuitiv. Würde man sie dauerhaft herumtollen lassen, wäre dieses tägliche Training die perfekte Prävention für das Muskel- und Skelett-System. Rücken- und Gelenkbeschwerden für alle Zeiten ade.«

»Schwierig wird es dann, wenn ein Smartphone als Ruhigsteller verwendet wird«, sagt Henry und zeigt auf einen Jungen, der neben seiner Mutter auf einer Bank sitzt und offenbar auf seinem Handy Spiele spielt, während seine Mutter eine Sprachnachricht nach der anderen versendet.

»Karl Valentin hat mal gesagt: ›Es hat keinen Sinn, Kinder zu erziehen, sie machen sowieso alles nach.‹

Was im ersten Moment witzig wirkt, ist bei genauer Betrachtungsweise Tatsache. Denn wenn man nicht aufpasst, übernehmen die Kinder schädliches Verhalten, Handy-Sucht ist nicht abwegig. Vor allem dann, wenn der Medienkonsum uneingeschränkt gestattet wird.

Versteh mich bitte nicht falsch: Ich finde Smartphones nicht verkehrt. Allerdings glaube ich, dass es wesentlich ist, das Thema Medienkompetenz zu schulen und die Menschen für einen verantwortungsvollen Umgang mit ihren Smartphones zu sensibilisieren. Das Smartphone als solches ist weder gut noch schlecht. Erst die Nutzer entscheiden mit ihrem Konsum darüber, ob es sinnvoll eingesetzt wird oder Schäden verursacht. Es ist vergleichbar mit einem Küchenmesser. Ob es als Werkzeug für ein gesundes Gericht oder als Waffe verwendet wird, liegt in der Hand des Verwenders.

In jedem Fall kann ein Smartphone dabei helfen, Kindern den Weg zu mehr Dankbarkeit zu ebnen«, sagt Henry und löst damit Verwunderung bei Heinrich aus, der nun wissen möchte:

»Wie meinst du das genau? Das habe ich so auch noch nicht gehört.«

»Ich biete in meinem Studio Bewegungskurse für Kinder an. Manchmal sprechen wir auch über Themen, die mit dem Sport weniger zu tun haben. Erst neulich fragte ich die Jüngsten, wofür sie dankbar sind. Zunächst haben wir erörtert, was Dankbarkeit überhaupt ist. Sechsjährige haben ja nicht unbedingt ein direktes Verständnis für diesen Begriff. Und dann kamen eine Menge Antworten zustande, auch einige überraschende. Ein Mädchen zeigte sich dankbar für einen heliumgefüllten Einhorn-Luftballon, den sie mit ihren Eltern im Wald fand. Ein Junge erzählte davon, dass er kürzlich mit seiner Fußballmannschaft 16 zu 1 die Gegner besiegte und dabei selbst vier Tore geschossen hatte. Manche lobten das gute Essen in Fast-Food-Restaurants. Und wieder andere schworen auf ihre Videokonsolen.«

»Du wolltest darüber sprechen, dass Smartphones Kindern den Weg in die Dankbarkeit ebnen können«, erinnert Heinrich Henry.

»Stimmt, Smartphones wurden bei den Gesprächen übrigens am häufigsten erwähnt. Also dachte ich mir, wenn die Kinder schon in jungen Jahren ein Smartphone besitzen, dann können sie es auch nutzen, um neue Eindrücke zu sammeln. Also fragte ich mein Team und die Kinder, was sie davon halten, wenn wir Bilder im Vorraum des Sportstudios ausstellen und dort eine Galerie errichten würden. Thema: ›Wie bewegen sich Kinder in Afrika?‹

Mein Vorschlag stieß auf Interesse und wir hatten am Ende mehr Bilder, als wir unterbringen konnten.«

»Das klingt interessant«, kommentiert Heinrich und erkundigt sich nach den Motiven.

»Mich hat das Ergebnis auch sehr überrascht«, gibt Henry zu und beschreibt die Vorgehensweise: »Ich erinnere mich, dass die ersten nach dem Sport sofort angefangen haben, mit ihrem

Smartphone nach Kindern in Afrika und nach Bewegung zu suchen. Es kamen einige Bilder hoch, die sie wohl emotional berührten. Das gab dem Thema Dankbarkeit noch einmal völlig neue Impulse.

Diese Erfahrung war für alle Beteiligten eine neue und interessante Erfahrung, weil sie den Blickwinkel auf die Welt erweiterte. Meine jungen Sportlerinnen und Sportler stellten schnell fest, dass die afrikanischen Kinder keine Schuhe anhatten und kaum etwas besitzen.

Und so hielten in den nächsten Tagen und Wochen Fotos, gemalte Bilder und Collagen Einzug in unser Sportstudio. Darüber wurde sogar in eurer Zeitung berichtet«, verkündet Henry stolz und ergänzt dann: »Die Aktion fand unerwartet hohen Anklang. Auch bei den Eltern, die sich für den Impuls bedankten. Und es waren hier eben Smartphones, die den Einblick in eine andere Welt ermöglichten.

Am Ende haben es die Eltern in der Hand, wie sie den Medienkonsum handhaben. Ich gehe soweit, zu behaupten, dass es einen Zusammenhang zwischen dem elterlichen Umgang mit dem Kind und der Erscheinung ADS bzw. ADHS gibt.

Ich bin davon überzeugt, dass ein Aufmerksamkeitsdefizit entsteht, wenn Eltern ihren Kindern zu wenig Aufmerksamkeit schenken, wie beispielsweise die Mutter dort hinten ihrem Sohn. Noch immer versendet sie pausenlos Sprachnachrichten. Das kann natürlich auch nur eine Momentaufnahme sein.

Doch ich habe das Gefühl, dass ihr Sohn, der noch immer widerstandslos mit seinem Handy zugange ist, sich an diesen Zustand gewöhnt hat.

Und wenn von Aufmerksamkeits-Defizit-Hyperaktivitäts-Syndrom die Rede ist, dann könnte zusätzlich auch die Komponente mangelhaftes Essen und Überzuckerung eine wesentliche Rolle spielen, wieso Kinder nicht mehr wissen, wie sie ihre Energie richtig kanalisieren.

Es gibt Studien, die die positive Wirkung von Omega-3-Fettsäuren belegen. Kinder, denen beispielsweise regelmäßig Nüsse und Fisch zum Verzehr angeboten wird, können enorm davon profitieren. Dass ein reduzierter Zuckerkonsum und viel Bewegung ihr Übriges tun, um den Energiehaushalt des Kindes zu regulieren, versteht sich von selbst.

Doch nicht nur die Kost, die Kindern angeboten wird, wirkt sich unmittelbar auf ihr weiteres Leben aus, sondern auch die vielseits zitierte ›Erziehung‹.« Henry zeichnet Anführungsstriche in die Luft und meint: »In Erziehung steckt das Wort ›ziehen‹. Ich stelle mir das irgendwie rabiat vor und habe das Gefühl, dass es nicht die Beziehung zwischen Eltern und Kindern treffend beschreibt. Ich glaube, dass es hier mehr Sinn macht, von Begleitung zu sprechen und von Wertevermittlung.

Die Frage, die sich in diesem Zusammenhang natürlich auch immer stellt, lautet: ›Welche Erfahrungen haben Eltern in ihrem bisherigen Leben gemacht? Wie sind die Eltern aufgewachsen? Und schaffen sie es, ihre Vergangenheit kritisch zu hinterfragen und angemessen zu reflektieren?‹ Wenn ihnen dies nämlich gelingt, können sie ihren Kindern unter anderem vermitteln, keine Angst vor Fehlern zu entwickeln.

Geben die Eltern jedoch unreflektiert die eigenen Erfahrungen weiter, eine strenge Erziehung und harte Regeln, so wird es wahrscheinlich dazu kommen, dass der Nachwuchs später mit erheblichen Einschränkungen leben wird. Nicht zu vergessen: Schulnoten und die Bewertungen schulischer Leistungen.

Daraus können sich Versagensängste ergeben, das Gefühl, nicht zu genügen und die Angst, Fehler zu machen. Diese Befürchtungen können erhebliche Auswirkungen auf die Berufs- und Partnerwahl haben und die Lebensqualitäten erheblich einschränken.

Kinder kommen neugierig auf die Welt, mit einem Drang zum Entdecken. Sie sind natürlich bereit, Fehler zu machen. Sonst würden sie niemals laufen lernen. Tausende Male fallen sie hin und stehen immer wieder auf, um ihr Ziel zu erreichen. Diese Bereitschaft weicht in der Schule und teilweise auch im Kindergarten. Hier werden Menschen auf den weiteren Lebensweg vorbereitet, geformt und geschliffen. Und dabei kommt eben die eigene Persönlichkeit und Individualität unter die Räder. So entwickeln sich Menschen mit enormen Sicherheitsbedürfnissen, die Fehler teilweise auch ohne Rücksicht auf Verluste vermeiden wollen und diese unterdrücken.«

»Was würdest du ihnen sagen?«, fragt Heinrich, blättert seinen Notizblock um und tippt ungeduldig mit dem Stift aufs Papier.

Henry lächelt. »Ich habe mal einen guten Spruch gelesen, der vom französischen Naturwissenschaftler und Philosoph Blaise Pascal stammt. Er stellte schon im 17. Jahrhundert fest: ›Wenn du Gott zum Lachen bringen willst, erzähle ihm von deinen Plänen!‹«

»Ok, und was bedeutet das?«, bohrt Heinrich nach.

»Ganz einfach«, antwortet der sportliche Typ neben ihm:

»Dass Sicherheit nur eine Idee ist. Verbohrte Planung führt in die Sackgasse, weil die meisten Dinge sich sowieso ganz anders entwickeln, als die Planenden sich das vorstellen.«

»Wenn das so ist, dass es ohnehin immer anders kommt, als man denkt, dann kann man es doch gleich bleiben lassen«, antwortet Heinrich unzufrieden.

»Was meinst du damit?«

»Du sagst, dass die meisten Menschen Angst haben, ihr Leben zu verplanen, aber eigentlich kaum Einfluss auf die Situationen haben.«

Henry nickt.

»Na, dann braucht man doch eigentlich gar nichts mehr zu machen!«, entfährt es Heinrich ungehalten.

»So denke ich nicht«, erwidert Henry beschwichtigend. »Ich glaube, diesen Zustand zu akzeptieren, führt zu Gelassenheit. Denn kein Mensch ist für alles verantwortlich. Demnach braucht sich auch niemand ständig über alles Sorgen zu machen.«

»So habe ich das noch nie betrachtet«, sagt Heinrich und seine gekräuselte Stirn glättet sich wieder.

»Wenn man weiß, woher die eigene Engstirnigkeit kommt, kann man ihr entgegnen«, stellt Henry gesetzt fest und fasst zusammen: »Viele Menschen haben Angst vor Veränderungen. Bei den Kindern ist davon noch nicht viel zu sehen. Sie toben, machen sich im Sand schmutzig und haben Spaß. Ihnen ist vermutlich egal, wenn man sie dafür verurteilen würde. Ich denke, solange sie die Welt vorurteilsfrei betrachten, haben sie selbst wenig Angst, Vorurteilen zum Opfer zu fallen.

Viele Jahre später wird der eine oder andere von den Kleinen hier vielleicht auch in eine Sinnkrise kommen, mit dem Job unzufrieden sein und trotzdem nichts verändern. Warum? Eben durch die Angst vor Veränderung. Durch die antrainierte Angst, Fehler zu machen.

Doch es gibt auch eine gute Nachricht: Man kann sich aus dieser Angst befreien. Mit Erfolgserlebnissen.«

Heinrich wittert die Schlagzeile seines Beitrags. Mit leuchtenden Augen, Stift und Zettel im Anschlag wartet er nun auf das vermeintliche Patentrezept des Fitnessspezialisten.

Henry hält es für angemessen, an dieser Stelle erneut Dieter Lange zu zitieren: »Der einzige Weg aus der Angst heraus führt durch die Angst hindurch.«

Er wartet nicht erst Heinrichs Reaktion ab. Seine Erklärung folgt auf dem Fuße: »Wenn der Schmerz groß ist, der Körper Signale sendet und der Geist sich sträubt, weiterhin den unliebsamen Job auszuüben, dann sollte sich der Besitzer dieses Körpers fragen: ›Was möchte ich denn wirklich?‹

Ehrlichkeit zu sich selbst ist an dieser Stelle ein wohlgemeinter Ratschlag. Wer ehrlich zu sich ist, dem werden wahrscheinlich ziemlich schnell eine Vielzahl an neuen beruflichen Möglichkeiten in den Kopf kommen. Jedoch nur, wenn Veränderung zugelassen wird. Tja und dann kommt die Courage. Die Entscheidung zu treffen, sich zu verändern, erfordert Mut und Energie. Mut, um die Angst vorm Scheitern zu besiegen. Und Energie, um gegen die Widerstände von innen und außen anzukämpfen. Was hat man schon zu verlieren?«

# Sport, Smartphones und Sicherheit

Zeit für eine kleine Pause. Was kommt dir in den Sinn, wenn du dieses Kapitel auf dich wirken lässt? Worüber denkst du nach? Tim J. Weber freut sich auf Feedback und Fragen.

**autorenclub.de/tw/7**

Über den Zugang zur Internetseite des Autors lassen sich die einzelnen Buchkapitel kommentieren. Neben Feedbacks sind auch Fragestellungen möglich, die der Autor per Sprachnachricht oder E-Mail beantworten wird.

Entscheide selbst, ob du Tim J. Weber persönlich Feedback geben möchtest oder deine Meinung mit der gesamten Leserschaft teilst. Wenn Fragen zur Interaktion mit dem Autor aufkommen, beantwortet unser Verlagsteam diese gerne unter: leserfragen@marianprill-verlag.de

# Sturm mit Drang

Heinrich Sturm ist soeben wieder in der Redaktion angekommen. Der Computer surrt, eine Tasse Kaffee steht dampfend neben dem Rechner und der Journalist beginnt damit, das Gespräch mit Henry zu einem Zeitungsbericht zu verarbeiten:

*Sturm mit Drang: Was wir von Kindern lernen können.*

*Wenn Henry Sturm sich in Bewegung setzt und losläuft, macht er seinem Namen alle Ehre. Es dauert nur wenige Momente, bis er am Ende des Waldes verschwindet. Er hat sich etwas vorgenommen: Etwa zehn Kilometer wird er nun joggen, bis er wieder in seinem Sportstudio ankommt. Hinterlassen hat der Bewegungsexperte nach einem 90-minütigen Interview viele Informationen und einen bleibenden Eindruck:*

*Wer mit Henry Sturm unterwegs ist, fühlt sich jung, vielleicht sogar ein Stück weit in die Kindheit zurückversetzt. Er ist nicht 5 oder 15 Jahre alt. Auch nicht 25, sondern schon 55. Die Lebenslust steht ihm förmlich ins Gesicht geschrieben, sein Bewegungsdrang ist unübersehbar.*

*Auf die Frage, warum er im Gesundheitswesen aktiv sei, antwortet er: »Mir ist irgendwann klar geworden, dass man nur richtig Spaß im Leben haben kann, wenn man gesund ist. Das ist die Basis für ein glückliches Leben.«*

*Sturm lässt es sich nicht nehmen, viele kluge Köpfe aus der Vergangenheit zu zitieren, um seine Aussagen zu untermauern. So zitiert er den britischen Romanautor und späteren Premierminister Benjamin Disraeli, der im 19. Jahrhundert aufschrieb:*

*»Die Gesundheit der Menschen ist tatsächlich das Fundament, auf dem all ihr Glück und all ihre Kräfte beruhen.«*

*Dann lässt der Sportexperte durchscheinen, dass der Grundstein für eine gute Gesundheit bereits im Kindesalter gelegt werde: »Kinder sind Zen-Meister«, sagt Sturm und erklärt, was er damit meint: »Vieles bekommt man in die Wiege gelegt. Das richtige Essverhalten, den natürlichen Bewegungsdrang und das effektive Lernen.«*

*Er bedauert: »Leider gehen den meisten Menschen im Laufe der Zeit viele dieser positiven Eigenschaften verloren. Dafür seien gesellschaftliche Normen und Handlungsweisen verantwortlich, die dazu führen, dass man sich anpasst, sich dem ›Normalen‹ annähert und damit nicht selten völlig falsch liegt, erklärt der Gesundheitsmann.« Und weiter: »Denn eingefahrene Strukturen führen zu Bequemlichkeit und bilden entsprechende Gewohnheiten. Sind diese erst einmal in uns verankert, wird es schwierig, selbstschädigendes Verhalten abzustreifen. Dabei ist es eigentlich nicht schwer, das Richtige zu tun. Wie? Die Leichtigkeit studieren, mit der Kinder ihre Welt entdecken.«*

*Bewegungsspezialist Sturm lässt keinen Zweifel an seiner Kompetenz. Er lässt Glaubenssätze hochfliegen wie Raketen und löst Denkmuster auf, während er fachlich glänzt: »Wer wissen möchte, wieso der Rücken wehtut, sollte sich mal mit dem eigenen Hüftbeuger auseinandersetzen. Es handelt sich hierbei nicht um ein neues Sportgerät, sondern um einen wichtigen Muskel im Lendenbereich.« Falsch liege derjenige, der behauptet, die eigenen Schmerzen seien genetisch bedingt, unterstreicht Sturm.*

*Der Mann ist ein Mann der Taten. Das zeigt sich auch an dessen Drang, der Lokalität entfliehen zu wollen. Ein Café scheint nicht unbedingt die beste Wahl zu sein, um sich mit Sportlern zu treffen. Ihn treibt es raus in die freie Natur und an die frische Luft. Hier ist Durchatmen angesagt und hier werden Weisheiten ausgetauscht. Zum Beispiel diese:*

*»Achtsamkeit bedeutet, auf eine bestimmte Weise aufmerksam zu sein, bewusst, im gegenwärtigen Augenblick und ohne zu urteilen«, habe Jon Kabat-Zinn mal gesagt. Der emeritierte Professor der University of Massachusetts Medical School in Worcester unterrichtete Menschen in Achtsamkeitsmeditation, um ihnen zu helfen, besser mit Stress, Angst und Krankheiten umgehen zu können.*

*Auch in Fernost habe man früh erkannt, wie wichtig es ist, bei sich zu bleiben: »Was machst du, um dich zu entspannen?«, fragt der Schüler seinen Meister.*

*»Nichts«, erwidert der Meister. »Wenn ich gehe, gehe ich, wenn ich esse, esse ich, und wenn ich schlafe, schlafe ich.«, »Das tun doch alle«, meint der Schüler darauf. »Eben nicht!«, antwortet der Meister.*

*Auf der Lichtung des städtischen Waldspielplatzes hält Henry Sturm inne und zieht Parallelen: »Wer das eigene Kind beobachtet, stellt fest, dass es nicht mehrere Dinge gleichzeitig macht, sondern bewusst im Hier und Jetzt ist: Wenn die Tochter mit der Puppe spielt, dann spielt sie mit der Puppe. Und wenn der Sohn ein Buch anschaut, dann schaut er sich eben ein Buch an.«*

*Die logische Konsequenz? »Imitiere dein Kind und versuche einmal täglich eine Sache ganz bewusst zu erledigen. Ohne Zeitdruck. Vielleicht erledigst du diese Sache sogar mit deinem Kind zusammen. Es zeigt dir, wie es funktioniert«, rät der Fachmann.*

*Stets sei der Weg das Ziel, nicht unbedingt das Ergebnis, stellt der Fachmann heraus und ruft ins Gedächtnis: »Wie verhält sich ein 5-Jähriger, wenn er eine Sandburg am Strand gebaut hat? Er springt voller Begeisterung auf sie drauf und zerstört sie. Und wie gehen seine Eltern damit um? Waren diese gerade noch mit Stolz erfüllt, bedauern sie nun diese Entscheidung: ›Warum hast du die schöne Burg kaputt gemacht?‹«*

*Henry Sturm lacht und kommentiert dann süffisant: »Was soll der Knabe denn sonst mit ihr machen? Sie vermieten?«*

*Dann wird er wieder ernst und weist auf die Seelenhygiene hin: »Nicht alles, was wir machen, muss effektiv sein und ein brauchbares Ergebnis hervorbringen. Auch wenn uns das durch die neuen Arbeitswelten mehr oder weniger anerzogen wird.*

*Sich die Leichtigkeit zu bewahren, Freude am Hobby, Dinge einfach machen, um sie zu machen – das sorge für einen freien Kopf.*

*Somit entwickle man auch eine gewisse Leichtigkeit, um mit Fehlern umzugehen und vor allem aus Fehlern zu lernen, statt sich ständig selbst zu geißeln.«*

*Auch hier lohne sich der Blick durch Kinderaugen, wirbt Henry Sturm: »Wie viele Kinder werden wohl heute zu schnell auf einen Stuhl klettern und umkippen? Und wie viele gefüllte Becher werden heute vom Nachwuchs umgestoßen?«, fragt er sich. »Und die Konsequenz daraus? Es beim nächsten Mal besser machen oder es zumindest versuchen. Kinder lernen ganz einfach über das Muster: Fehler – Irrtum – Neuversuch – Erfolg. Und davon können sich Erwachsene eine Scheibe abschneiden.«*

*Fehler machen und Fehler zulassen – diese Thematik scheint es dem Experten besonders angetan zu haben. »Bis zur Schulzeit gehören Fehler zum Alltag eines Kindes einfach dazu«, sagt er. »Kaum jemand verliert ein Wort darüber. Das ändert sich mit einem Schlag, sobald das Kind die Schulbank drückt. Plötzlich wird den Jüngsten ein Defizit-Bewusstsein anerzogen. Sie lernen nun, dass sie viel weniger Dinge können, als sie bis dahin angenommen haben. Schwache Leistungen werden stark betont. Der Fokus wird auf Fehlervermeidung gerichtet«, kritisiert Henry Sturm. »Und plötzlich setzt dann auch eine Entwicklung der Fehlervermeidung ein. Wem nützt das was?«, fragt Gesundheitsexperte Sturm und wartet die Antwort nicht ab. »Ein wesentlicher Aspekt eines erfüllten Lebens sei es seiner Meinung nach, Fehler wieder als positiv umzudeuten. Das könne eine Weile dauern. Doch wem dies gelinge, der schaffe damit die Voraussetzung, die eigene Zeit ausgiebiger genießen zu können.«*

# Sturm mit Drang

Zeit für eine kleine Pause. Was kommt dir in den Sinn, wenn du dieses Kapitel auf dich wirken lässt? Worüber denkst du nach? Tim J. Weber freut sich auf Feedback und Fragen.

**autorenclub.de/tw/8**

Über den Zugang zur Internetseite des Autors lassen sich die einzelnen Buchkapitel kommentieren. Neben Feedbacks sind auch Fragestellungen möglich, die der Autor per Sprachnachricht oder E-Mail beantworten wird.

Entscheide selbst, ob du Tim J. Weber persönlich Feedback geben möchtest oder deine Meinung mit der gesamten Leserschaft teilst. Wenn Fragen zur Interaktion mit dem Autor aufkommen, beantwortet unser Verlagsteam diese gerne unter: leserfragen@marianprill-verlag.de

# Von der Hardware zur Software und zurück

14:08 Uhr! Verdammt, zu spät. Ich betrete mit den harmonischen Klängen eines von der Decke hängenden Klangspiels das Café. Mein Blick wandert durch den Raum. Puuuh, Glück gehabt: Mein Gesprächspartner Albert Ohnesorg ist scheinbar auch noch nicht da.

Ich begrüße die Besitzerin des Cafés mit einem kurzen Lächeln und schlendere an der üppig ausgestatteten Kuchentheke vorbei in Richtung der großen Ohrensessel, die ich für das Meeting reserviert habe.

Dann ziehe ich meinen Notizblock aus der Umhängetasche. Schon das Vorgespräch mit Albert Ohnesorg hatte mir viel Vergnügen bereitet. Normalerweise dauert eine solche Terminvereinbarung kaum länger als fünf bis zehn Minuten. Doch in Ohnesorgs Fall war das anders. Eine knappe Stunde haben wir gesprochen und ich schaue mir noch einmal meine Notizen an.

»Ohnesorg, der Name ist Programm«, schwirrt es mir durch den Kopf.

Ich erinnere mich an die Worte meines Interviewpartners, der am Telefon erklärte: »Was nutzt es, wenn ich auf abgehobene Weise meine Ansichten darstelle, die niemand versteht?«

Albert Ohnesorg ist ein Mann klarer Worte. Im Vorgespräch fiel mir schnell auf, dass der Autor spirituell und gleichzeitig pragmatisch ist. Wohl auch aus diesem Grund sprach er in Bildern, fügte seinen Beschreibungen Metaphern und Analogien hinzu.

»Meditation ist viel mehr als im Schneidersitz bei ruhiger Atmung auf einem Yogakissen zu sitzen. Wir können damit oder mit anderen mentalen Übungen unser Leben beeinflussen. Und zwar in die eine als auch in die andere Richtung. Wichtig ist, dass wir uns das bewusst machen.«

Dieser Ansatz von Albert Ohnesorg hatte sich in meinem Kopf verankert, als er mir den Zusammenhang zwischen Körper, Seele und Geist mit folgendem Zitat von Marc Aurel nochmals verdeutlichte:

»Das Glück deines Lebens hängt von der Beschaffenheit deiner Gedanken ab!«

»Umgekehrt stelle man sich den Menschen als Maschine vor«, sagte Albert Ohnesorg: »Mit seinem Körper verfügt dieser über eine wundervolle Hardware. Doch was nutzt sie ihm, wenn die Software fehlerhaft ist? Wenn der Geist negative Signale sendet, wird der Körper diese Befehle ausführen.«

Weiterhin stellte er klar, dass für ihn Gesundheitsförderung vor allem auch mit Persönlichkeitsentwicklung zusammenhänge.

In ruhiger Art und mit freundlicher Stimme beschrieb er mir am Telefon, wie er die Welt wahrnimmt: »Wir alle sind von einer Aura umgeben. Diese besteht aus mehreren Schichten. Das, was wir mit unserem Auge sehen, stellt den Bereich der grobstofflichen Welt dar, zu dem eben auch unser physischer Körper gehört. Feinstofflich sind die Dinge, die wir mit unseren fünf Sinnen nicht wahrnehmen können.«

Ich griff mir meinen Notizblock und schrieb die Dinge mit, die ich bis dahin noch nie gehört hatte: »Materie an sich gibt es nicht, sie ist verdichteter Geist. Und die Realität ist jederzeit bereit, jede gewünschte Form anzunehmen. Das einzige, was wir tun müssen, ist, das richtige Signal auszusenden!«

Vermutlich war mein Schweigen so laut, dass Albert, der feine Antennen für sein Umfeld hat, von selbst darauf einging und einen nachvollziehbaren Vergleich aufstellte: »Weniger als 1 % des auf der Erde vorhandenen Lichtspektrums können vom Menschen wahrgenommen werden«, sagte der 60-Jährige. »Dazu gehören beispielsweise auch Röntgenstrahlen. Wir können sie nicht sehen und doch sind sie da. Und genau nach diesem Muster leben die meisten Menschen auch. Was sie nicht sehen, ist für sie praktisch nicht vorhanden.

Wenn ich mit Menschen arbeite, dann lasse ich sie gerne mal einen Baum zeichnen. Dabei mache ich immer wieder die Erfahrung, dass diejenigen, die diese Aufgabe bekommen, damit beginnen, die Baumkrone zu malen und schließlich nach unten hin den Stamm zeichnen. Andere beginnen zunächst mit dem Stamm und lassen ihren Baum mit dem Stift in die Höhe wachsen. Doch viele vergessen dabei das Wichtigste: Die Baumwurzel. Die Quelle, aus dem der Baum seine Energie schöpft.«

Mein Gesprächspartner erklärte geduldig weiter: »Wenn man keinen Hinweis in diese Richtung bekommt, ändert man den Blickwinkel nicht. Wie auch? Leider ist es auch so, dass alles, was außerhalb des sichtbaren Bereichs liegt, von den Mitmenschen häufig als esoterisch abgewertet wurde. Die menschliche Wahrnehmung ist facettenreicher und wurzelt in tieferen Bewusstseinsschichten. Diese sind mit Training zugänglich. Das, was uns abhandenkommt, bleibt in uns angelegt. Um wieder Zugang zu diesen Ressourcen zu erhalten, ist es notwendig, einige Dinge bewusst zu verlernen, statt sich mit vielem Neuen zu überladen.«

Ich merkte, dass dieser Typ am anderen Ende der Leitung wusste, wovon er sprach. Eigentlich hatte ich schon längst Feierabend. Doch das Gespräch fühlte sich nicht nach Arbeit an. Im Gegenteil: Ich hatte sogar das Gefühl, mal wieder etwas für mein eigenes Leben zu lernen. Ich wollte mehr erfahren und wissen, wie das Ganze mit dem Thema Gesundheit zusammenhängen sollte. Und so erweiterte Albert mein Verständnis.

Bis zu diesem Zeitpunkt hatte ich angenommen, dass Ernährung, Bewegung und Entspannung die Triebfedern der menschlichen Gesundheit seien. Er bestätigte mir, dass ich mit meiner Ansicht richtig liegen würde, ordnete diese Bereiche der horizontalen Ganzheitlichkeit zu.

Dann brachte er zusätzlich die »Vertikale Ganzheitlichkeit« ins Spiel: »Im Energiefeld des Menschen kann man Dinge wahrnehmen schon lange bevor sie körperlich werden.«

Dann wurde Albert Ohnesorg noch deutlicher und erklärte, dass es vier Mahnstufen des Körpers gäbe:

- Intuition: Einsicht
- Symptom: Körper meldet sich
- Schmerz: etwas tut weh
- chronische Erkrankung, z. B. Krebs

Die Erklärung leuchtete mir ein: »Unser Körper signalisiert uns ständig, wie es um uns bestellt ist. Einige bemerken das und verändern ihr Verhalten. Andere wiederum verstehen die Botschaften nicht. Das Problem: Der Alltag um sie herum ist zu hektisch, die Medien und Mitmenschen sind zu laut, Regeln und Restriktionen, Vorschriften, Gebote und Verbote, Ablenkung und Überforderung. All diese Dinge übertönen unsere innere Stimme.

Das Seltsame an der ganzen Sache: Wir haben uns so an den Lärm um uns herum gewöhnt, dass wir uns selbst nicht mehr hören, selbst wenn wir die Gelegenheit haben, zur Ruhe zu kommen. Auch in unserer Freizeit beschäftigen wir uns mit allem, nur nicht mit uns selbst. Es braucht inzwischen Mut, sich mit sich selbst auseinanderzusetzen, aktiv über Probleme nachzudenken. Und andererseits braucht es Disziplin, auch einfach mal bewusst den Informationshahn zuzudrehen.

Umso stiller es wird, desto eher kann die erste Stufe wahrgenommen werden: Die Intuition oder geistige Eingebung. Wenn die innere Stimme ruft: ›Ich sollte mich mal wieder mehr bewegen!‹ oder ›Eigentlich sollte ich mal wieder etwas tun, das mir Spaß macht und weniger arbeiten!‹, dann wäre es doch angebracht, auf sie zu hören. Oder?«

Was hätte ich anderes erwidern können, als dem zuzustimmen?

Albert erzählte davon, dass er selbst gerne und viel spazieren gehe, durchatme und meditiere und sprach mir offen die Empfehlung aus, das auch auszuprobieren.

»Die zweite Stufe, Symptome, tritt bei jenen auf, die die Intuition nicht wahrnehmen können oder wollen«, sagt er. »Der Körper sendet weitere Hinweise. Dabei stehen körperliche Symptome häufig mit geistigen oder seelischen Themen in Verbindung.

Der Schmerz, als dritte Stufe, macht sich bemerkbar, wenn die körperlichen Symptome unterdrückt werden. Ausbleibende Maßnahmen führen zu stärkeren Reaktionen. Der Körper meldet sich mit deutlicheren Hinweisen. Bleiben auch diese unbehandelt, können chronische Erkrankungen daraus hervorgehen, was mehr oder weniger als letzte Eskalationsstufe angesehen werden kann.

Statt sich die Ursache anzusehen und diese aktiv zu bearbeiten, unterdrücken viele Menschen ihre Schmerzen mit Medikamenten. Alles, was uns im Leben passiert, ist immer Botschaft. Es heißt, wenn der Körper sich meldet, hat die Seele aufgegeben und sagt: ›Lieber Körper, sag du es ihm, er versteht mich nicht.‹«

Albert war hörbar in seinem Element angekommen. Er erzählte mir, dass es nicht ausreiche, sich beispielsweise einhundertprozentig Ärzten anzuvertrauen und die Verantwortung an sie zu übergeben. Die Haltung: »Der andere macht mich gesund«, sei auf Dauer ungesund. Denn wenn die ersten Symptome auftreten und man die nächste Arztpraxis aufsuche, um schnell wieder gesund zu werden, berge das gleich zwei Denkfehler. Erstens: Wieso lässt man es überhaupt so weit kommen? Macht es nicht Sinn, vorzubeugen? Und zweitens: Wieso sollte der Arzt verlässlich die Ursache finden? Ihm stehen zwar eine Menge Werkzeuge zur Verfügung, die er für die Symptomfindung einsetzen kann. Doch er kann natürlich auch nur beurteilen, was er sieht.

Albert erinnerte: »Und da wären wir wieder bei der einprozentigen Sichtbarkeit.«

Apropos Sichtbarkeit: Von Albert ist noch keine Spur zu sehen. Ein kurzer Blick auf die Uhr mit den großen römischen Ziffern über dem Verkaufstresen zeigt 14:20 Uhr. Er hatte angedeutet, dass vor unserem Treffen noch ein Meeting mit seinem Verlag anstehe, da dort schon bald sein neues Buch erscheinen würde.

Vielleicht ist das jetzt der perfekte Zeitpunkt, eine Übung auszuprobieren, von der ich kürzlich in Trier bei der Journalistenweiterbildung »Abspannen für Schreiberlinge« erfahren habe. Der Vortragende, ein Gesundheitsexperte, hatte den Kurs eingeleitet, indem er davon sprach, dass vieles in unserer Branche und auch darüber hinaus stark beschleunigt verläuft: Von einem Termin zum nächsten hetzen, Stress bei der Abgabe der Beiträge, Stau auf der Autobahn, Rushhour und vieles mehr, was das Wohlbefinden belastet.

»Wie wäre es«, so fragte er, »wenn wir nach den Entschleunigern suchen würden?«

Etwa 15 Journalistinnen und Journalisten waren anwesend und sahen sich gespannt an, was nun passieren würde. Der Referent schlug uns vor, mal die Augen zu schließen und in uns zu gehen und sagte, er würde uns nach unbestimmter Zeit wieder zurückholen. Darauf ließen sich nach meiner Beobachtung alle ein.

»Atmet mal tief durch. Dabei am besten durch die Nase einatmen und durch den Mund wieder ausatmen. Wer möchte, kann dabei auch seine Hand auf den Bauch legen und tief in den Bauch atmen, sodass sich dieser hebt und senkt.«

Dann verstummte seine Stimme und es wurde still um mich herum. Nur Dunkelheit und viele Gedanken, die mir durch den Kopf flitzten. Ich erinnerte mich zum Beispiel daran, dass ich irgendwo gelesen hatte, dass Menschen im Schnitt 60.000 Gedanken pro Tag denken, also etwa 40 Gedanken pro Minute.

Als wir unsere Augen wieder geöffnet hatten, bat uns der Kursleiter, eine Schätzung darüber abzugeben, wie viel Zeit vergangen wäre. Obwohl wir alle im selben Zeitraum entspannt hatten, kamen unterschiedliche Antworten zustande: »Vier Minuten«, meldete einer.

»Drei Minuten«, eine andere.

»Noch andere Meinungen?«, fragte der Kursleiter.

»Fünf Minuten«, sagte die junge Volontärin neben mir.

»Und wie viel Zeit war es nun?«, wollte Hans Zimmermann, der Älteste in der Runde wissen.

»Es waren zwei Minuten«, gab der Referent schließlich bekannt und wies darauf hin, dass es manchmal die einfachsten Mittel seien, wie man die Welt um sich herum anhalten könne. Die Kollegen waren sichtlich erstaunt über die Abweichung, denn ...

»Ist bei dir alles ok?«

Ein Schrecken fährt mir durch den Körper, als mich eine mir vertraute Stimme anspricht. Ich öffne meine Augen und sehe meine Lieblingskellnerin Jenny, die mich mit offenem Blick anlächelt: »Bist du müde?«, möchte sie wissen.

»Nein, ich habe meditiert«, sage ich und bemerke selbst, wie mein Zeigefinger dabei in die Luft schnellt.

»Aha«, sagt Jenny. »Und dabei schnarcht man?«, witzelt sie.

»Habe ich echt geschnarcht?«

Jenny nickt und mir ist das unendlich peinlich. Wahrscheinlich sind meine Nächte wirklich zu lang in letzter Zeit. Ich erzähle der hübschen Bedienung, mit der ich einst zusammen in die Schule gegangen war, dass ich auf einen Interviewpartner warte und eigentlich nur eine Meditationsübung ausprobieren wollte.

»Als ich zum Meditieren gekommen bin, hat sich für mich vieles verändert«, antwortet Jenny und deutet an, dass sie als Backpackerin durch Indien gereist ist und demnächst wieder eine Tour ansteht.

»Was möchtest du trinken?«, fragt sie und nimmt meine Bestellung auf: Zunächst einmal einen Kaffee und ein Wasser.

Ein erneuter Blick auf die Uhr: 14:29 Uhr.

Als Jenny die Getränke bringt, setzt sie sich zu mir an den Tisch. Wow, als sie noch in meiner Parallelklasse war, hat sie mich nie eines Blickes gewürdigt. Und nun erzählt sie mir von ihrer ersten großen Reise:

»Direkt nach der Schule habe ich einen Flug nach Indien gebucht. Ich hatte die Oberflächlichkeit satt, das Glattgeschliffene, immer dieselben Abläufe und unsere Nachbarn, die jeden Tag um die gleiche Zeit mit ihrem Hund spazieren gingen.

Mein Ziel war es, zu mir selbst zu finden, herauszufinden, wer ich bin. Dabei war es mir wichtig, alleine unterwegs zu sein. Meine Eltern wollten mich anfangs nicht gehen lassen, vor allem mein Dad war strikt dagegen.

Etwa drei Jahre hatte ich mich auf diese Reise vorbereitet. Meine Wahl fiel auf die Thai-Tempel in Sarnath. Nach einem siebeneinhalbstündigen Direktflug stand ich plötzlich in einer völlig anderen Welt: Die Gerüche, die Lautstärke, die Geschwindigkeit – all das empfand ich als äußerst beeindruckend, bevor für mich nach einer langen Reise durchs Land die große Stille einkehrte.

Als ich das Kloster erreichte, begann der Tag morgens um 05:30 Uhr mit einer Yogastunde und endete abends um 21:30 Uhr. Die Meditationen dauerten etwa eine Stunde. Was ich besonders sympathisch fand: Es wurde den Gästen überlassen, wie viel sie für den Aufenthalt spenden wollten. Ich hielt mich an die empfohlene Spendenhöhe und bezahlte für einen zehntägigen Aufenthalt inklusive Kursen 5.000 Indische Rupien. Das sind gut 70 Euro.«

Ich könnte Jenny ewig zuhören. »Wie war deine erste Meditation?«, möchte ich von ihr wissen.

»Mein Vater hat bestimmt auch eine Rolle dabei gespielt. Ich war vielleicht 12 oder 13 Jahre, als ich von ihm das erste Mal das Wort Meditation gehört habe. So richtig konnte ich mir darunter nichts vorstellen. Jahre später schenkte er mir das Buch ›Werde übernatürlich‹ von Joe Dispenza. Einige Passagen musste ich wieder und wieder lesen, um zu verstehen, was der Autor zu vermitteln versuchte. Denn das Weltbild, das er aufbaute, hatte so ziemlich gar nichts mit dem zu tun, was wir in der Schule gelernt haben.«

»Was bedeutet das?«

»Diese Frage ist gar nicht so einfach zu beantworten«, sagt Jenny. »Lass es mich so versuchen: Stell dir vor, du möchtest Hausbesitzer werden. Du hast dein Traumhaus vor deinem geistigen Auge. Möglichst konkret. Ist es eine Villa? Oder ein Landhaus?«

»Eine Villa natürlich.«

»Ok, eine Villa. Welche Farbe?«

»Weiß.«

»Dieses Bild solltest du konkretisieren. Beschreibe es so präzise wie möglich. Denn es stellt deine Intension dar. In der Meditation verbindet man diese Intension mit hochschwingenden Emotionen. Vereinfacht gesagt, mit Gefühlen, die du fühlst, wenn du das, was du dir vorstellst zu erreichen, bereits erreicht hättest.

Die Kombination aus der klaren Intension und der hochschwingenden Emotion sorgt für eine energetische Signatur, die du aussendest. Dadurch wirst du zum Magneten und ziehst die Dinge an, die du dir vorgestellt hast. Manifestieren nennt man das.«

Jenny erklärt weiter: »Das Ganze kannst du dir wie das Empfangen eines Radiosenders vorstellen. Die Radiowellen sind permanent da. Genauso wie dein Traumhaus als Potenzial im Feld. Um den Sender zu empfangen und deine Lieblingsmusik zu hören, geht es darum, die richtige Frequenz am Radio einzustellen.

Und so verhält es sich auch mit deiner Vision, die du vor Augen hast: Du musst einfach empfangsbereit sein, die richtige Schwingung haben.

In der Meditation siehst du dich schon in deinem Traumhaus und verbindest das mit den Emotionen, die du empfindest, wenn du dir vorstellst, dies schon erreicht zu haben. Du wirst Menschen kennenlernen, die dir Dinge ermöglichen, die du nicht für möglich gehalten hast. Es werden Zufälle geschehen, die du kreierst. Vieles von dem, was dann passiert, scheint manchmal auch unerklärlich zu sein.«

Jenny lächelt mich an und sagt dann: »Meditationen eignen sich nicht nur dafür, sich Häuser herbeizuwünschen.«

Dann schaut sie auf die Uhr und sagt: »Oh, schon 20 vor drei. Jetzt muss ich aber auch wirklich weitermachen.«

# Von der Hardware zur Software und zurück

Zeit für eine kleine Pause. Was kommt dir in den Sinn, wenn du dieses Kapitel auf dich wirken lässt? Worüber denkst du nach? Tim J. Weber freut sich auf Feedback und Fragen.

**autorenclub.de/tw/9**

Über den Zugang zur Internetseite des Autors lassen sich die einzelnen Buchkapitel kommentieren. Neben Feedbacks sind auch Fragestellungen möglich, die der Autor per Sprachnachricht oder E-Mail beantworten wird.

Entscheide selbst, ob du Tim J. Weber persönlich Feedback geben möchtest oder deine Meinung mit der gesamten Leserschaft teilst. Wenn Fragen zur Interaktion mit dem Autor aufkommen, beantwortet unser Verlagsteam diese gerne unter: leserfragen@marianprill-verlag.de

# »Aus Fehlern lernen«

Wo bleibt Albert nur?

Ich erinnere mich daran, dass er mögliche Terminverzögerungen angekündigt hatte.

Erneut öffne ich meine Tasche und hole den Magazinbeitrag über ihn heraus, der mir neulich bei meiner Recherche in die Hände gefallen ist. Darin lese ich:

*Aus Fehlern lernen*

*»Ach, hätte ich doch mal ...« Wer kennt ihn nicht, diesen Satzanfang?*

*Auf Albert Ohnesorg jedenfalls trifft er nicht zu. Der Künstler, der in diesen Tagen und schon seit Jahren immer wieder die wichtigsten Bestsellerlisten anführt und eines der meistverkauften Bücher Europas geschrieben hat, wurde dafür mit Preisen und Auszeichnungen überhäuft. Statt sich auf seinem Ruhm auszuruhen, macht er das Gegenteil. Erst kürzlich bestieg er den K2, einen der höchsten Berge der Welt. Mit 60 Jahren!*

*In einem Alter, in dem sich andere auf die Rente vorbereiten, tourt der Senior, der keiner ist, erst so richtig hoch.*

*Wer Albert Ohnesorg zu Hause besucht, reibt sich verwundert die Augen. Trotz seines Erfolges lebt er bodenständig, man könnte schon sagen, zurückgezogen: rustikale Möbel, ein beeindruckender Kamin, eine riesige Bibliothek, dafür weder Internet noch Handy.*

*»Wir wollten für unsere Tochter da sein«, sagt er, als er danach gefragt wird, wieso er sich für ein Leben als Buchautor entschieden hat. »Deshalb haben meine Frau und ich uns selbstständig gemacht. Wir haben alles aus-*

*probiert, was uns in den Sinn kam und am Ende war es meine Begeisterung für die Bücher und fürs Schreiben, die uns den Erfolg gebracht hat, den wir uns gewünscht haben.«*

*Als Vorbild zieht Albert Ohnesorg, der seit seinem ersten Welterfolg ausschließlich mit seinem Künstlernamen in die Öffentlichkeit tritt, die amerikanischen Ureinwohner heran: »Nahezu alle bekannten Stämme sind derart mit Natur und Umwelt verbunden, dass sie förmlich eine Einheit bilden. Die Naturvölker scheinen Dinge wahrzunehmen, eine Art Verbindung zu Höherem zu haben, was uns Europäern durch Medienrummel und Technikrausch abhanden gekommen zu sein scheint. Jeder Einzelne hat eine Lebensaufgabe zu erfüllen und erfüllt diese unbeirrt. Ist diese Aufgabe erst erledigt, legt sich der Betreffende hin und stirbt.*

*Hierzulande ist es kaum verständlich. Der Tod ist für uns etwas Endliches, etwas Furchteinflößendes. Das hat damit zu tun, dass wir unseren Glauben verloren haben. Wer sind wir? Wofür stehen wir jeden Tag auf? Warum tun wir nicht das, was uns selbst bewegt? Warum tun wir nicht das, was wir lieben?*

*Wer Träume hat, sollte an ihnen arbeiten. Unsere Wünsche warten doch nur darauf, in die Tat umgesetzt zu werden. Oder?«*

*In einem seiner Bücher habe ich eine passende Stelle zu diesem Aspekt gefunden. Albert Ohnesorg hat ein Modell entwickelt, das Menschen dabei helfen soll, ihre Angst vor der Zukunft zu überwinden und sich frei von negativen Gefühlen auf die Reise zu ihrem persönlichen Wunschleben zu machen.*

*Dabei geht er von zwei unumstößlichen Ereignissen aus: Zum einen die Geburt und zum anderen das irdische Ableben. Zwischen diesen beiden Fixpunkten ist seiner Ansicht nach »alles möglich«. Der Autor kritisiert an dieser Stelle, »dass wir Menschen dazu neigen, alles zu verkomplizieren und uns das eigene Leben häufig selbst schwer machen.« Daraus resultieren ungesunde Entscheidungen. Mir gefällt das Beispiel, das der Autor heranzieht, um seinen Gedanken zu illustrieren: »Menschen neigen vor allem in jungen Jahren dazu, hart zu arbeiten, um sich ein Leben aufzubauen, das mehr dem Schein als dem Sein entspricht. Das Geld fließt in luxuriöse Anschaffungen, um auf ausufernden Partys präsentiert zu werden. Und wozu das alles? Um bestenfalls die Liebe fürs Leben zu finden. Es geht auch deutlich einfacher: Ich habe meine Frau einfach gefragt, ob ich sie zum Essen einladen darf.«*

*Er schreibt weiterhin: »Nehmen wir mal an, dass einer dieser jungen Menschen Besuch vom zukünftigen Selbst bekommt. Es bringt die Erfahrung aus mehreren Jahrzehnten mit und präsentiert die körperlichen, geistigen und seelischen Folgeerscheinungen. Was würde das mit den Betroffenen wohl machen? Würden sie einlenken und ihre Lebensweise überdenken? Oder würden sie sehenden Auges weiter auf ihren Verfall hinarbeiten?«*

*Albert Ohnesorg beschreibt in seinem Buch auch sehr bildhaft die Sprache seines zukünftigen Selbst. Dabei geht er darauf ein, dass die Menschheit von Geburt an mit einigen besonderen Fähigkeiten ausgestattet ist. Mit der Intuition und damit der Fähigkeit, in sich reinzuhören. Nicht immer ist es eine menschliche Stimme, die aus dem Inneren des Körpers zu ihrem Besitzer spricht. Manchmal sind es auch Beschwerden und Symptome, die anzeigen, dass jemand vom »Herzensweg« abgekommen ist. Einfach, um die Person daran zu erinnern, was wirklich dienlich ist. Durch gesellschaftliche Normen und andere Einflüsse wird das nämlich häufig vergessen.*

*Mir gefällt Ohnesorgs Ansatz, dass wir unsere eigene Realität gestalten können. Unser Leben nimmt die Form an, die wir unserem Leben zugestehen. Oder mit den Worten des Autors: »Unsere Denkweise bildet das Fundament für den Handlungsspielraum. Wir selbst bestimmen, ob wir uns mental auf einem Fußballfeld bewegen oder in einer Gefängniszelle.*

*Die Gedanken steuern zu können, obliegt jedem Menschen selbst. Sich von äußeren Einflüssen vereinnahmen zu lassen und in die Klagelieder einzustimmen, die andere singen, ist wohl immer die leichteste Art, sich von Verantwortung freizusprechen. Sich jedoch dafür zu entscheiden, gegen den Strom zu schwimmen, ist immer mit starken Widerständen und enormem Kraftaufwand verbunden. Wer sich dabei behauptet, genießt Freiheit.*

*Sich die eigene Zukunft auszumalen, fällt den meisten Menschen schwer«, schreibt Albert Ohnesorg. Die Menge derer Misserfolge dämpfe die Stimmung und die Hoffnung. Andere wiederum hätten kein Problem damit, sich in den Olymp der erfolgreichsten Menschen hochzudenken. Sie sprechen über ihre künftigen Erfolge, als hätten sie diese bereits erreicht, um dann festzustellen, dass ihnen die Energie fehle, den ersten Schritt zu gehen.*

*Albert Ohnesorg ist ein Verfechter des Mittelwegs. »Positiv denken und umsetzen, was einen ans Ziel bringt«, lautet seine Devise. Auch in Kauf nehmen, dass Rückschläge mit dazugehören. Sie sind so sicher vorprogrammiert, wie ein Regenschauer dem Sonnenschein folgt. Und umgekehrt natürlich auch.*

*Was soll man diesen Worten entgegensetzen?*

*»Die Sinne zu schärfen, beginnt damit, der eigenen Intuition zu vertrauen. Die meisten Menschen in unseren Breitengraden sind bequem, regelrecht faule Hunde«, sagt Albert Ohnesorg und lacht verhalten. »Deshalb lassen sie sich auch leben.*

*Das Ganze hat erhebliche Nebenwirkungen: Die Menschen werden krank. Und ich bin davon überzeugt, dass wir schleunigst damit aufhören sollten, Krankheit als etwas anzusehen, das uns aus Willkür oder als Laune der Natur oder unseres Schicksals begegnet.*

*Jeder Schmerz, jedes Symptom, jede Krankheit sind Wegweiser auf dem Pfad zu unserem Wesenskern. Sie sind Hinweisschilder, die auftauchen, wenn wir uns auf der falschen Fährte bewegen.*

*Sie sind Botschaften des Lebens, die uns geschickt werden, um uns zurück auf den Pfad zu unserer Lebensaufgabe zu führen.*

*Wofür leben wir? Für die Verdienstmöglichkeiten im nächsten Job? Für die Anzahl der Urlaubstage, Boni und Vergünstigungen? Für finanzielle Sicherheit?*

*Oder sollten wir uns mit Größerem auseinandersetzen? Mit unserem Planeten, mit den Herausforderungen der Zukunft, mit Menschlichkeit, Verbundenheit, Freundschaft und Liebe?*

*Wenn es uns gelingt, die Stimme unseres Herzens und unserer Seele auf Dauer erfolgreich zu ignorieren oder uns nahezu gegen sie aufzubäumen, dann wird sie sich über kurz oder lang bei uns melden. Und im ungünstigsten Fall wird sie sich von uns abwenden. Wir sind nicht einfach hier, weil wir hier sind. Wir haben eine Aufgabe. Das Leben gibt uns Hinweise. Der Körper ist das Kommunikationsmittel, durch das uns Botschaften gesendet werden. Darauf können wir vertrauen. Auch wenn es manchmal verwirrend ist.«*

*Dann hält Albert Ohnesorg kurz inne und sagt: »Ich habe mal einen schönen Spruch gehört: ›Das Universum lässt uns so lange gegen die Wand rennen, bis wir die Lehre verstanden haben.‹«*

*Daraus ergibt sich nur eine logische Konsequenz: Aus Fehlern lernen bedeutet, dass Sicherheit nur eine Idee ist. Verbohrte Planung führt in die Sackgasse, weil die meisten Dinge sich ganz anders entwickeln, als Planende sich das vorstellen.*

*Bleibt am Ende eigentlich nur noch eine Aufgabe: Vervollständigen Sie diesen Satz: ›Ach, hätte ich doch mal …‹«*

Ein schöner Artikel über Albert Ohnesorg. Und doch wundert es mich, dass er mich so lange warten lässt. Ein kurzer Blick auf die Uhr: 14:47 Uhr.

Seltsam, denn ich meine mich daran zu erinnern, dass er davon gesprochen hat, ein großer Fan von Zuverlässigkeit zu sein. Und dazu gehört zweifelsohne auch Pünktlichkeit. Wer weiß, vielleicht steht Albert im Stau an der neuen Baustelle am Stadtrand? Oder hat sein vorangegangener Termin tatsächlich so lange gedauert?

Was ist das? Mein Handy spielt lautstark die Melodie »I want to break free« von Queen. Jenny blickt rüber und spendet mir ein Lächeln.

Zügig nehme ich das Gespräch an: »Hallo, Frau Ohnesorg«, begrüße ich die Gattin meines Gesprächspartners. »Sie rufen mich sicherlich an, um den Termin mit Ihrem Mann zu verschieben, oder?«

Am anderen Ende der Leitung ist es mucksmäuschenstill. Dann meldet sich die vertraute Stimme, die schon meinen ersten Anruf bei Albert Ohnesorg angenommen hatte und die ich freundlich, optimistisch und positiv in Erinnerung habe. Doch diesmal klingt sie anders, sehr leise, irgendwie verhalten, fast schon brüchig: »Herr Sturm, ich muss Ihnen leider mitteilen, dass mein Mann den Termin nicht mehr wahrnehmen kann.«

»Ja, das habe ich mir schon gedacht«, sage ich und möchte dann wissen: »Wann passt es ihm?«

»Nein, nein, Herr Sturm, Sie verstehen nicht. Mein Mann ist heute Nacht von uns gegangen. Er hat sein Leben gelebt.«

Ich weiß nicht, wie ich mit dieser Neuigkeit umgehen soll und sage: »Oh, Frau Ohnesorg, das tut mir aufrichtig leid. Ich wünsche Ihnen viel Kraft.« Mehr fällt mir nicht ein.

Einigermaßen gefasst, doch mit dünner Stimme bedankt sich die Hinterbliebene bei mir, verabschiedet sich und legt auf.

Ich lege das Geld für die Getränke auf den Tisch, nicke Jenny stumm zu und verlasse das Café.

# »Aus Fehlern lernen«

Zeit für eine kleine Pause. Was kommt dir in den Sinn, wenn du dieses Kapitel auf dich wirken lässt? Worüber denkst du nach? Tim J. Weber freut sich auf Feedback und Fragen.

**autorenclub.de/tw/10**

Über den Zugang zur Internetseite des Autors lassen sich die einzelnen Buchkapitel kommentieren. Neben Feedbacks sind auch Fragestellungen möglich, die der Autor per Sprachnachricht oder E-Mail beantworten wird.

Entscheide selbst, ob du Tim J. Weber persönlich Feedback geben möchtest oder deine Meinung mit der gesamten Leserschaft teilst. Wenn Fragen zur Interaktion mit dem Autor aufkommen, beantwortet unser Verlagsteam diese gerne unter: leserfragen@marianprill-verlag.de

# 50 Jahre später

Es ist ein stürmischer Winterabend kurz vor Weihnachten. Ein Blatt nach dem anderen surrt aus dem Drucker und die Tür zum Arbeitszimmer öffnet sich. Mit einer Tasse Wintertee betritt Heinrich Sturm den Raum und beobachtet den Drucker. In seinem Gesicht zeichnet sich ein zufriedenes Lächeln ab.

Und schließlich landet das letzte Blatt auf dem Papierstapel, auf dem steht:

»Besuch vom zukünftigen Selbst – Eine Geschichte über Körper, Geist und Seele und die Frage, warum wir nicht tun, was wir lieben.«

Was war passiert?

# 50 Jahre später

Zeit für eine kleine Pause. Was kommt dir in den Sinn, wenn du dieses Kapitel auf dich wirken lässt? Worüber denkst du nach? Tim J. Weber freut sich auf Feedback und Fragen.

**autorenclub.de/tw/11**

Über den Zugang zur Internetseite des Autors lassen sich die einzelnen Buchkapitel kommentieren. Neben Feedbacks sind auch Fragestellungen möglich, die der Autor per Sprachnachricht oder E-Mail beantworten wird.

Entscheide selbst, ob du Tim J. Weber persönlich Feedback geben möchtest oder deine Meinung mit der gesamten Leserschaft teilst. Wenn Fragen zur Interaktion mit dem Autor aufkommen, beantwortet unser Verlagsteam diese gerne unter: leserfragen@marianprill-verlag.de

# Der geheimnisvolle Briefumschlag

Es müssen zwei Jahre seit dem geplanten Treffen mit Albert im Café Zeitsprung vergangen gewesen sein, als ich einen geheimnisvollen Briefumschlag in meinem Briefkasten fand. Weder war ein Absender auf dem Briefumschlag, noch gab sich jemand im Brief zu erkennen. Ich setzte mich also an diesem freien Samstag im Sommer auf meinen kleinen Balkon und begann zu lesen, was mir übermittelt wurde.

Zwei Dinge waren verwunderlich: Die Handschrift war mir seltsam vertraut. Und auch die Geschichte kam mir bekannt vor. Denn es war meine eigene.

Der unbekannte Urheber schrieb in einer Detailgenauigkeit über die Begegnung mit Herrn Jørgensen und Henry, dass es mich schaudern ließ. Wer könnte uns damals beobachtet haben? Die Darstellungen sind so präzise verfasst, dass ich das Gefühl habe, die Zeilen selbst geschrieben zu haben. Doch wie soll das möglich sein? Zeile für Zeile und Seite für Seite fegen meine Augen über das Papier. Ich lasse meine anfängliche Skepsis verfliegen und gebe mich der Geschichte voll und ganz hin.

Ich erinnere mich noch gut an die Begegnung mit Herrn Jørgensen. Jetzt beim Lesen wird mir sein Dilemma noch viel stärker bewusst. Ich finde es fast schon tragisch, dass er sein Berufsleben entgegen seiner Neigung an das Privatleben und die Liebe zu seiner Frau koppelte.

Ich schaue in den Himmel und überlege, wie viele Menschen wohl genauso handeln wie mein früherer Interviewpartner? Wie viele Leute stehen morgens auf und gehen einer Arbeit nach, die ihnen widerstrebt, weil sie das Gefühl haben, es gäbe keine andere Möglichkeit? Und wie viele fühlen sich gefangen im täglich wiederkehrenden Ablauf und trauen sich nicht, etwas anderes zu beginnen? Oder vielleicht fehlt ihnen auch die Kraft dafür, weil sie sich fest im Griff des Geldes sehen?

Und dann schlägt ein Gedanke bei mir ein wie ein Blitz: Wie ist das eigentlich bei mir? War ich unehrlich zu mir selbst?

Warum habe ich eigentlich als Journalist angefangen?

Woran habe ich zu Beginn meiner Karriere geglaubt?

Und woran glaube ich heute?

Macht es mir Spaß, neue Leute kennenzulernen oder finde ich es einfach nur gut, interessante Geschichten niederzuschreiben?

Sind meine Artikel bedeutsam?

Helfen sie der Leserschaft weiter?

Erfüllt mich meine Arbeit?

Ich hole meinen Notizblock aus der Tasche und schreibe mir auf, in den nächsten Tagen eine Pro- und Kontra-Liste zu erstellen. Ich werde mit mir in Klausur gehen und abwägen, was dafür spricht, weiter als Journalist tätig zu sein. Nur der Gedanke daran, meinem Leben eine neue Richtung geben zu können, erfüllt mich in diesem Moment mit tiefer Zufriedenheit.

Ich laufe umher wie ein aufgescheuchtes Huhn. Das ist immer so, wenn ich überlege und nach der perfekten Formulierung suche. Doch heute soll es nicht um Interviewpartner, Artikel und Wortspiele gehen, sondern einfach nur um mich.

Dann setze ich mich wieder und lese weiter.

Auch an das Gespräch mit Henry kann ich mich noch sehr gut erinnern. Seine Gelassenheit gefiel mir und die Haltung, die er Kindern gegenüber an den Tag gelegt hat.

Außerdem mache ich seit unserem Treffen jeden Morgen 20 Kniebeugen. Außer am Wochenende: Da habe ich frei. Samstags und sonntags dürfe ich mir frei nehmen, gestand Henry mir zu. Und verriet mir dann ein Geheimnis. Es gehörte zu einem seiner wichtigsten Motivationsgrundlagen, die er, wie er berichtete, auch regelmäßig bei seinen Kundinnen und Kunden im Sportstudio anwendete:

»Menschen überschätzen, was sie in drei Monaten erreichen können und unterschätzen gleichzeitig maßlos, was sie in zehn Jahren erreichen können.«

Während ich bei unserer Begegnung krampfhaft überlegte, wann ich das letzte Mal überhaupt auch nur eine Kniebeuge absolviert hatte, instruierte Henry wie diese sauber ausgeführt wird. Dann attestierte er fast schon wie ein Sportmediziner: »20 Kniebeugen jeden Tag. Bei korrekter Ausführung sind das 60 Sekunden, die dir der Körper dankt.«

Und was sind schon 260 Minuten pro Jahr für die eigene Gesundheit?

Henry schien Spaß daran zu haben, mit Rechenbeispielen zu glänzen: »260 Minuten mit 10 multipliziert, ergibt 2600 Minuten pro Jahrzehnt. Oder mit anderen Worten: ›In einer Dekade kommt man so auf 52000 Kniebeugen.‹ Wie man es dreht und wendet. Ich denke, dass eine solche Menge schon einen Unterschied für die Beweglichkeit und für die Gesundheit der Kniegelenke bedeutet. Und natürlich auch für die Beinmuskulatur. Mit nur einer Minute Training am Tag.«

Zunächst wunderte ich mich darüber, als Henry mich bat, dieses Rechenbeispiel nicht in meinem Bericht zu veröffentlichen. Die Erklärung lieferte er unverzüglich: »Es gehört zu meiner täglichen Arbeit als Personal Trainer, diejenigen zu motivieren, die sich verändern wollen. Und ich nehme meine Aufgabe sehr ernst, auf individuelle Weise bei meinen Kunden den inneren Schalter umzulegen. Deshalb gibt es einige Aspekte, die nur in den Trainingsraum gehören. Und nicht in die Zeitung.«

Langsam verflüchtigen sich meine Gedanken an die Begegnung mit Henry und ich frage mich: Wie es ihm wohl geht?

Bei unserer Begegnung machte Henry auf mich den Eindruck, sein Leben gut im Griff zu haben. Doch jetzt, da ich mit etwas Abstand von unserem Treffen lese, habe ich irgendwie das Gefühl, dass auch ihm einiges fehlte, um vollkommen glücklich zu sein. Grundsätzlich war er ein positiver Typ, diszipliniert und er wusste, was er wollte. Aber irgendwie schien er einsam zu sein. Vielleicht hat auch er nur für seinen Job gelebt. Er verlor kein einziges Wort über Familie, Freunde oder Privates.

War auch er in sich selbst gefangen?

Wofür lebt Henry? Und wofür steht er?

Ich kann diese Fragen nicht beantworten. Und das gibt mir zu denken.

Die kurioseste Begegnung allerdings war die, zu der es nicht mehr kam: Albert Ohnesorg beeindruckte mich, obwohl ich ihn nie zu Gesicht bekam. »Nur weil man viele Dinge nicht sieht, bedeutet das nicht, dass sie nicht da sind.« Seine Sicht auf die Welt rief eine enorme Neugier in mir hervor. Was gibt es noch da draußen? Der Wunsch, mehr vom Leben zu haben als das Einfache und das Offensichtliche, verfolgt mich seit jeher.

Und nun sitze ich hier mit dem Manuskript. 110 Blätter sind beschrieben und mindestens die gleiche Anzahl besteht aus weißen Seiten.

Hat jemand Interesse daran, dass ich das Manuskript vervollständige? Und falls ja, wer?

Der helle Schein des Papiers in der Sonne lädt mich förmlich ein, weiterzuschreiben, doch ich denke hin und her. Bin ich mit Mitte 30 nicht zu jung, ein Buch zu verfassen? Fehlt mir dazu nicht die Lebenserfahrung? Und was könnte ich selbst noch hinzufügen, was der unbekannte Verfasser nicht längst schon beschrieben hat?

Viele Stunden später liege ich in meinem Bett und grüble immer noch. Ich kann einfach nicht schlafen. Zu viele Fragen schwirren mir durch den Kopf. Sie führen mich tief in meine Gedankenwelt: Was will ich wirklich?

Auch diese Frage kann ich nicht beantworten.

Was hindert mich daran, die Dinge umzusetzen, die mich erfüllen würden?

Aber auch: Was bedeutet eigentlich Erfolg für mich? Und wie weit bin ich von meinem persönlichen Wunschleben entfernt?

Was brauche ich zum Leben, um wirklich glücklich zu sein?

Und plötzlich wird mir eines klar: Meine Aufgabe besteht lediglich darin, Antworten auf diese Fragen zu finden und sie aufzuschreiben.

»Bist du bereit, zu bereuen?«, lautet der erste Satz, den ich auf Seite 111 schreibe.

Beim Verfassen dieser ersten Zeile denke ich an Herrn Jørgensen. Er erzählte mir, dass ihn die Liebe zu seiner Frau davon abgehalten habe, zu tun, worauf er eigentlich Lust hatte.

Doch hätte er auch eine Chance gehabt, aus seinem Dilemma auszubrechen? Wie hätte es ihm gelingen können?

Moment mal, da stimmt doch etwas nicht. Es kann doch gar nicht die Liebe gewesen sein, die Jørgensen von seinen Plänen abgebracht hat. Denn Liebe ist doch eigentlich ein Gefühl, das konträr zu dem steht, was er beschrieben hat. Wäre es eine echte, die wahre Liebe gewesen, dann hätte die Frau bemerken müssen, dass ihr Mann sich auf dem gemeinsamen Weg nicht hat verwirklichen können.

Das führt mich zur Vermutung, dass den Mann nicht die Liebe zu seiner Frau in Ketten legte, wie er es beschrieben hatte, sondern die eigene Bequemlichkeit und das Unvermögen, Verantwortung für das eigene Leben zu übernehmen.

Aber was bedeutet diese Erkenntnis eigentlich für mich selbst? Und was haben andere davon, dass es mich gibt?

Es fühlt sich auch irgendwie anstrengend an, dem eigenen Leben jeden Tag eine neue Richtung geben zu können. Viel einfacher ist es doch, ausgetretene Pfade zu nutzen, die gleiche Spur zu nehmen wie alle anderen auch. Sie hat sich bewährt.

Oder doch nicht?

Dann erinnere ich mich, mal die Zeilen von Robert Lee Frost gehört zu haben:

»Im Wald zwei Wege boten sich mir dar, ich ging den, der weniger betreten war. Dies veränderte mein Leben!«

Just in diesem Moment glaube ich zu verstehen, was der amerikanische Dichter und vierfache Pulitzer-Preisträger damit zum Ausdruck bringen wollte: Was wäre, wenn man tatsächlich jeden Tag neu bewerten würde, ob man sich auf dem richtigen Weg befindet? Und was würden Freunde, Familie und Kollegen dazu sagen, wenn man sich den gesellschaftlichen Normen in den Weg stellt, auf sein Herz hört und das unternimmt, was einem wirklich guttut?

Sind jene glücklicher, die weniger enge Beziehungen zu anderen Menschen pflegen? Einfach, weil sie anderen gegenüber keine Rechenschaft ablegen müssen? Oder deutet dies eher auf eine Schwäche hin? Immer dann, wenn starke menschliche Beziehungen aufgebaut werden, ist ja auch ein Stück weit die Angst mit im Spiel, dass sich diese wieder auflösen könnten.

Vor allem aber: Was will ich eigentlich wirklich? Und was hindert mich daran, das gesteckte Ziel zu erreichen?

Wieso fällt mir die Beantwortung meiner Fragen so schwer?

Wenn ich mir mein berufliches Leben anschaue, dann stelle ich fest, dass Zeit ein wahres Luxusgut ist. Von einem Job zum nächsten hetzen, höher, schneller, weiter. Macht das überhaupt alles Sinn?

Auf der anderen Seite wäre es für mich auch seltsam, nur drei oder vier Stunden am Tag zu arbeiten, wie es einige digitale Nomaden tun. Sie erarbeiten sich, was sie zum Leben brauchen. Nicht mehr und nicht weniger.

Und dann gibt es noch die Aussteiger, deren Arbeit ausschließlich darin besteht, die eigene Versorgung sicherzustellen. Dieses Konzept passt überhaupt nicht in mein Leben. Das der digitalen Nomaden schon eher.

Es kommt selten vor, dass ich mich intensiver mit Interviewpartnern austauschte, als es meine Zeit eigentlich zugelassen hätte. Ich erinnere mich an ein Interview zum Thema Geld. Dabei unterhielt ich mich mit meinen Gesprächspartnern darüber, wie sie ihren Lebensunterhalt bestreiten. Einige erzählten mir, dass sie sich davor fürchteten, finanzielle Einbußen in Kauf nehmen zu müssen, was durch weniger Arbeit ja gegeben wäre. Mir scheint, als wenn sie, und ich zähle mich auch dazu, kaum eine Idee davon hatten, was sie wirklich zum Leben benötigen.

Doch wenn der falsche Job Menschen krank macht, dann hat das Leben keinen Wert mehr: Zufriedenheit erlischt, wenn man krank ist. Und manchmal ist es nicht einmal der falsche Arbeitsplatz, sondern einfach nur die eigene Überlastung. Die Verantwortung abgegeben zu haben, kann dazu führen, nur noch wie eine Maschine zu funktionieren. Menschen sind keine Maschinen. Menschen sind Menschen. Und Menschen brauchen Pausen, um wieder Energie zu tanken.

Sie müssen nicht zwangsweise kündigen. Manchmal reicht es, eine bezahlte Auszeit zu nehmen. Regelmäßig auf Geld verzichten, dieses auf einem Sabbatical-Konto der Firma anzusammeln und dann sechs Monate durch die Welt zu reisen, vielleicht sogar von dort aus remote zu arbeiten. Das alles sind Dinge, die man grundsätzlich mit seinen Vorgesetzten besprechen kann. Doch das trifft auf mich als Lokalreporter nicht zu, weil ich ja im Geschehen vor Ort sein muss.

## Der geheimnisvolle Briefumschlag

Zeit für eine kleine Pause. Was kommt dir in den Sinn, wenn du dieses Kapitel auf dich wirken lässt? Worüber denkst du nach? Tim J. Weber freut sich auf Feedback und Fragen.

**autorenclub.de/tw/12**

Über den Zugang zur Internetseite des Autors lassen sich die einzelnen Buchkapitel kommentieren. Neben Feedbacks sind auch Fragestellungen möglich, die der Autor per Sprachnachricht oder E-Mail beantworten wird.

Entscheide selbst, ob du Tim J. Weber persönlich Feedback geben möchtest oder deine Meinung mit der gesamten Leserschaft teilst. Wenn Fragen zur Interaktion mit dem Autor aufkommen, beantwortet unser Verlagsteam diese gerne unter: leserfragen@marianprill-verlag.de

Autoren Club
Sprechend Texte schreiben

# Bewegte Zeiten

Drei Jahre sind vergangen, seit mir das Manuskript das erste Mal in die Hände gefallen ist. Die Fragen, die ich mir zu jener Zeit gestellt habe, haben mich eingeholt. Denn turbulente Zeiten liegen hinter mir.

Nachdem ich die ersten Zeilen ins Manuskript geschrieben hatte und motiviert war, weiter über mein Leben nachzudenken, riss mich das Tagesgeschäft wieder an sich. Immer schneller drehte sich das Rad in der Redaktion. Kollegen kündigten und ich schuftete, um deren Arbeit mit zu erledigen.

Und irgendwann erfuhr ich in einem Flurgespräch, dass unsere Zeitungsredaktion die beste Zeit hinter sich hatte. Sie wurde an ein anderes Medienunternehmen verkauft und ich war meinen Job los.

Meine Mutter sprang im Dreieck. Sie war völlig aufgelöst: »Wie willst du jetzt deine Miete bezahlen?«, rief sie aufgeregt in den Telefonhörer.

Jahre zuvor wäre auch ich verzweifelt gewesen. Doch ich blieb ruhig. »Das werde ich schon schaffen«, hatte ich sie besänftigt.

Ich atmete tief ein, begann damit, lange Spaziergänge zu machen und nahm den Gedanken wieder auf: »Was will ich wirklich?«

Anderthalb Jahrzehnte bei der Zeitung brachten mir eine Abfindung ein, die nicht übermäßig üppig war, aber dennoch ausreichte, um gut über die nächsten 18 Monate zu kommen.

Wenn ich durch die Stadt lief, bemerkte ich, dass ich Ecken entdeckte, die ich gar nicht kannte. Nie zuvor habe ich mir die Zeit genommen, die Stadt zu erkunden. Einfach nur so zum Spaß.

In meiner Herzregion wurde es weit. Es fühlte sich an, als hätte ich das erste Mal Kontakt zu mir selbst hergestellt. Plötzlich traf ich auch auf Menschen, die ich zuvor nicht gesehen hatte. Ich machte Urlaub, ließ die Seele baumeln und mein Körper dankte es mir, denn die Schmerzen im Rücken, die ich stets mit im Gepäck hatte, verabschiedeten sich langsam.

Ein Freund, der regelmäßig in Afrika unterwegs war, lud mich ein, ihn bei seiner Arbeit zu begleiten. Und genau hier, in einer Region, die zu den ärmsten des Kontinents gehört, fasste ich den Entschluss, groß zu denken und mich in den Dienst der Menschen vor Ort zu stellen.

Ich visualisierte, wie ich es damals von Jenny im Café gelernt hatte und überlegte, wie es wäre, eine Schule zu bauen und damit der Bildung in dieser Region ein Dach über dem Kopf zu geben. Dies war alles andere als eine Nacht-und-Nebel-Aktion. Ganz im Gegenteil: Bis zur Realisation hat es zwei Jahre gedauert. Ich führte unendlich viele Gespräche mit Menschen, die bereits getan hatten, was ich plante. Ich suchte Sponsoren, die das Baumaterial finanzierten, Unterstützer, die mitbauten und das Vorhaben in die Tat umsetzten.

Wenn 18 Kinder zwischen 7 und 14 Jahren das erste Mal ihre Schule betreten, selbst wenn diese hauptsächlich aus zwei Klassenräumen besteht und die Kinder große Augen machen, lachen und tanzen, dann weiß man, dass man etwas richtig gemacht hat.

Wenn Erwachsene sich begeistert in die Hände klatschen, Freudentränen vergießen und sich tausend Mal bedanken, dann hat das Leben einen Sinn. Für mich jedenfalls.

Im Laufe dieser Zeit stellte ich fest, dass mein Körper mein bestes Kommunikationsmittel ist und war. Obwohl auch ich viel Material schleppte, verringerten sich meine Rückenschmerzen. Oder verringerten sie sich, weil ich viel Material schleppte?

Ich fühlte mich in dieser Phase so lebendig wie noch nie zuvor.

Hätte ich jemals ein solches Projekt gestartet, wenn die Zeitung nicht verkauft worden wäre? Was hielt mich bloß die ganze Zeit davon ab, Dinge zu tun, die Sinn stiften und Spaß machen? War es Angst oder Bequemlichkeit? War es meine Ich-Bezogenheit oder der fehlende Blick, worauf es wirklich ankommt im Leben? Diese Fragen kann ich nicht beantworten. Doch ich weiß, dass mir die Entwicklung gefällt und ich Ausschau nach weiteren Abenteuern halten werde.

# Bewegte Zeiten

Zeit für eine kleine Pause. Was kommt dir in den Sinn, wenn du dieses Kapitel auf dich wirken lässt? Worüber denkst du nach? Tim J. Weber freut sich auf Feedback und Fragen.

**autorenclub.de/tw/13**

Über den Zugang zur Internetseite des Autors lassen sich die einzelnen Buchkapitel kommentieren. Neben Feedbacks sind auch Fragestellungen möglich, die der Autor per Sprachnachricht oder E-Mail beantworten wird.

Entscheide selbst, ob du Tim J. Weber persönlich Feedback geben möchtest oder deine Meinung mit der gesamten Leserschaft teilst. Wenn Fragen zur Interaktion mit dem Autor aufkommen, beantwortet unser Verlagsteam diese gerne unter: leserfragen@mariannprill-verlag.de

# Johanns Gier und weitere Erinnerungen an ein bewegtes Leben

Nie zuvor habe ich mich gefragt, was in einem Leben alles machbar ist. Doch die ersten Erfolge auf meinem Weg außerhalb des früheren Arbeitgebers beflügelten mich, weiter zu erkunden, was mir Spaß machte.

Dabei fing ich ganz klein an: Zunächst machte ich mir Gedanken darüber, eigenständig Geld zu verdienen. Meine Geschicke in die eigene Hand zu nehmen. Mir gefiel der Gedanke, die Verantwortung für mein Leben und mein Einkommen zu übernehmen. Was sollte schon passieren? Und was lag da näher als beim Schreiben zu bleiben? Da ich regelmäßig für meine Zeitungsartikel gelobt wurde, beschloss ich, anderen Menschen beizubringen, wie man Texte schreibt, die andere begeistern. Also fragte ich bei Institutionen nach, die unterschiedliche Kurse anboten und bekam prompt die Möglichkeit, mein Können unter Beweis zu stellen.

Ich erinnere mich zu gut, was mich an diesem ersten Abend im Backsteingebäude der Schulstraße erwartete: 20 Frauen und Männer, die das kreative Schreiben erlernen wollten. Obwohl ich mich mehr als sorgfältig vorbereitet hatte, stand mir der Schweiß auf der Stirn. Normalerweise kannte ich es sonst anders: Als Journalist bohrte ich meinen Gesprächspartnern tief ins Mark, fragte, was sich sonst niemand traute und schrieb mit spitzer Feder.

Doch hier war es anders herum. Plötzlich stand ich im Kreuzfeuer vieler Fragen. Einer der jungen Männer im ersten Kurs stellte sich als besonders großer Störenfried heraus. Ich fragte mich, wieso er den Kurs belegte, da er auf mich eher den Eindruck machte, schon alles zu können.

Ich erinnere mich aber auch an meine eigene Schulzeit, in der ich, das muss ich zugeben, nicht gerade als Musterknabe bekannt war. In meinen Beurteilungen lasen meine Eltern häufig von hohem Temperament und ich musste häufiger vor die Tür, weil ich meinen Drang, mein Wissen lautstark zu äußern, nicht unterdrücken konnte.

In diesem Kurs hatte ich das Gefühl, dass dieser Mensch in mein Leben trat, um mir eine Lektion zu erteilen. An jenem Abend spielte ich sogar mit dem Gedanken, den Raum zu verlassen und alles hinzuwerfen. Doch ich blieb standhaft.

Und am Ende war ich froh, dass ich es mit Diplomatie und Zuversicht doch noch hinbekam. Ich entschied mich dazu, den Störenfried in mein Programm einzubeziehen und gab ihm gelegentlich ein Forum, sich seines Wissens zu entledigen. Der Plan ging auf.

Auch wenn sich der finanzielle Verdienst dieses ersten Kurses in Grenzen hielt, so lohnte es sich doch allemal. Meine Bewertungen durch die meisten Kursteilnehmer waren herausragend und ebneten mir den Weg für viele weitere Veranstaltungen.

Natürlich gab es immer mal wieder Rückschläge. In einem anderen Kurs schrieben sich nur drei Teilnehmerinnen und Teilnehmer ein. 120 Euro in einem Monat! Und ich war jede Woche vor Ort!

War es sinnvoll, diesen Weg zu gehen? Absolut. Denn dort lernte ich den wichtigsten Menschen in meinem Leben kennen: Meine Frau Hanna. Sie machte mir vom ersten Moment an schöne Augen, hatte einen guten Schreibstil und viele kreative Ideen und manchmal fragte ich mich, wieso sie hier eigentlich anwesend war. Gebraucht hätte sie es eigentlich nicht.

Ich erinnere mich noch an den Moment, als sie eines Abends vor dem Kurs auf mich zukam und mich fragte, ob sie mich danach zum Essen einladen dürfe. Normalerweise dauerte eine Veranstaltung 90 Minuten. In diesem einen Fall schickte ich die anderen beiden schon nach 75 Minuten nach Hause.

Gut drei Jahre später haben wir geheiratet. Wenn man den richtigen Menschen trifft, dann kommt eines zum anderen. Was es dazu braucht: Mit offenen Augen durchs Leben gehen und den Mut aufbringen, die Dinge umzusetzen, die man für richtig hält. Einfach mal aufs eigene Herz hören und manchmal auch ausschließlich aufs eigene Herz hören.

Die Geburt unserer Tochter veränderte mein Leben und meine Sichtweise noch einmal rapide. Kein Wunder. Wenn ein so zartes Wesen ins eigene Leben tritt, dann legt das einen Schalter um. Ich musste zunächst einmal lernen, mit Ängsten und Sorgen umzugehen. Anfangs schoss mir der Puls hoch, wenn Emily weinte und ich nicht erkannte, woran das lag. Hanna wusste immer intuitiv, was zu tun war. Auch hier dauerte es bei mir eine ganze Weile, bis ich verstand, was ich zu tun hatte.

Unsere Tochter animierte meine Frau dazu, sich stärker dem Thema Gesundheit zu widmen. Hanna machte es Spaß, ihr Wissen aus zahlreichen Ausbildungen an andere Mütter weiterzugeben. Und sie war gut darin. Mit unendlicher Motivation bereitete sie kleine Gesundheits-Events vor, die zu großen Kongressen heranwuchsen.

Wir kauften ein altes Bauernhaus und bauten es zu einem spirituellen Zentrum um, in dem wir Gäste empfingen, die interessiert daran waren, neue Perspektiven kennenzulernen.

So vergingen die Jahre und regelmäßig stellte ich mir die Frage, was wohl passiert wäre, wenn die Zeitung früher nicht verkauft worden wäre. Immer wieder kam ich zum Ergebnis, dass ich vermutlich nicht die Kraft aufgebracht hätte, mich auf den Weg in ein anderes Leben zu machen.

Die Dankbarkeit für diese Erfahrung ist mindestens genauso groß wie das Entsetzen darüber, in welch engen Bahnen ich unterwegs gewesen war. Doch was hätte ich schon unternehmen können? Ich hatte es mir damals in meiner Komfortzone bequem gemacht. Auch wenn die Komfortzone durch Stress und Hektik geprägt war. Viel zu tun entband mich wahrscheinlich davor, über meinen Lebensstil nachzudenken und kritisch zu hinterfragen, ob das, was ich tat, das war, was ich tun wollte.

Schon lange, als das Thema Gesundheit Einzug in unser Leben erhalten hatte, traf ich mich regelmäßig mit Johann, einem Freund, den ich schon aus der Schulzeit kannte. Als Manager einer namhaften IT-Firma rotierte er ohne Pause.

Immer, wenn ich mit Menschen sprach, die voller Herzblut ihrer Leidenschaft nachgingen, spiegelte ich ihnen meine Begeisterung für ebendiese. Doch bei besagtem Freund hatte ich das Gefühl, dass er von seinem Gehalt abhängig war wie von einer Droge. Mir erschien es absurd, dass Johann nie genügte, was er verdiente. Und das war gut das Fünffache dessen, was Hanna und ich zusammen erwirtschafteten. Es musste immer noch mehr sein. Und selbst das hätte nicht ausgereicht. Es erschloss sich mir nicht in Gänze, doch ich nahm an, dass Johanns Gier von einer inneren Leere gespeist wurde. Johann starb früh. Lange vor seiner Zeit. Mit Mitte 50!

Dieses Ereignis hat mich sehr bestürzt. Hier und da hört man von Menschen, die das Ableben ihrer Familienangehörigen beklagen oder deren enge Verwandte sie verlassen. Bis zu diesem Zeitpunkt war ich davon noch nicht betroffen. Doch dann erwischte mich die Nachricht eiskalt. Ich sprach viel mit Hanna über Johann, erzählte ihr von unseren Jungenstreichen, von Aufs und Abs, einer langen Freundschaft, die sich im jungen Erwachsenenalter einem jähen Ende näherte, als Johann seine erste Frau kennenlernte. Er war ein Draufgänger, konnte Menschen begeistern und mitziehen. Die Energie, die er aufbrachte, setzte er stets ein, um seine Projekte durchzubringen, kostete es, was es wolle.

Am Ende glaube ich, dass er einen hohen Preis für sein Leben auf der Überholspur bezahlte. Er fuhr teure Sportwagen, hatte es zu Ruhm und Anerkennung gebracht. Doch wofür? Er hat sich selbst in Ketten gelegt, war am Ende Workaholic und verfiel dem Alkohol, um Stress und Hektik zu entkommen.

Was hatte Johann von seinem Leben? Ob sich seine Söhne, die er hinterließ, diese Frage auch stellten?

Der Tod meines früheren Freundes führte mir den Wert meines Lebens noch deutlicher vor Augen, als es zu dieser Zeit ohnehin schon der Fall war. Einerseits war ich natürlich, wie hätte es anders sein können, tief betrübt und nachdenklich. Doch mich beschlich auch eine große Dankbarkeit dafür, dass ich als Kapitän am Ruder meines eigenen Schiffs stand und Kurs auf die Ziele nahm, die ich erreichen wollte und letztendlich auch erreichte:

Dabei blieb ich offen für neue Ansichten und Denkweisen, denn ich wollte übertriebene Verbissenheit vermeiden. Ich möchte dieses Leben auskosten, dachte ich mir damals und heute. Und welchen Sinn würde es machen, verkrampft an einem Ziel festzuhalten, dessen Erreichung mehr kostet als es bringt?

Dauerhaft übersteigerte Ambitionen sind meines Erachtens nach genauso schädlich wie Antriebslosigkeit, vielleicht aus demselben Grund: Gigantische Ziele und keine Energie, um loszulaufen. Ohne Weitblick wären mir viele Möglichkeiten verwehrt geblieben, die meinem Leben schlussendlich doch eine völlig neue Richtung gaben.

So ergab sich einige Jahre nach dem Tod meines früheren Freundes ein fantastisches Erlebnis für mich, als ich nach intensiver Vorbereitung mit einer Expeditionsgruppe und innerhalb von 49 Tagen den K2, den zweithöchsten Berg der Welt bestieg. Während dieser Abenteuerreise lernte ich Don aus Kanada kennen. Er verdiente seinen Lebensunterhalt als Zimmermann und suchte zu jener Zeit seinen Sinn des Lebens. Viele intensive Gespräche und die gemeinsamen Anstrengungen während der Höhentour schweißten uns zusammen.

Ich musste nicht erst in die Ferne reisen, um zu erkennen, dass jeder Mensch, der mir in meinem Leben begegnete, eine Botschaft für mich bereithielt. Meine Frau Hanna, die von Anfang an mit der Spiritualität sympathisierte, rief mir stets in Erinnerung, »dass es keinen Zufall gibt«. Das erkannte ich auch bei Don.

Er schien ein guter Handwerker zu sein, war praktisch veranlagt, durchtrainiert und wagemutig. Trotzdem wusste er, gut mit seiner Energie zu haushalten. Während ich mich bei der Vorbereitung auf diese Reise mächtig ins Zeug legte, um die körperlichen Herausforderungen zu meistern, sprach der Kanadier von der richtigen Technik. Ich erinnere mich daran, dass er häufiger erwähnte: »Immer dann, wenn wir kämpfen, sind wir nicht auf dem richtigen Weg.«

Ich glaube, das war mehr im übertragenen Sinne gemeint. Denn natürlich war der Aufstieg mit immensen Kraftanstrengungen verbunden.

Alice war die einzige Frau bei unserer Expedition. Sie wirkte zierlich, doch ihre Energie schien unerschöpflich zu sein. Am Abend vor unserem Aufbruch teilte sie im Basislager ihre Ansichten: »Ich glaube, sich Ziele zu setzen, ist vergleichbar mit dem Aufstellen von Leitplanken. Sie sorgen dafür, dass man seine Vorstellungen sicher umgesetzt bekommt, wenn man sich erst in Bewegung setzt. Ich glaube, dass man regelmäßig in den Rückspiegel sehen sollte, ob man noch in der Spur läuft und nicht aus Versehen und unreflektiert das Ziel anderer zum eigenen erklärt.«

Die kleine Frau aus Down Under wusste sich zu präsentieren. Sie war ein Antreiber und Motivator auf dieser Mission und ich lauschte gerne ihren Worten.

Vielleicht war es auch ihr ausgesprochener Hang zur Spiritualität, der sie beflügelte. Eines Abends erklärte sie in kleiner Runde: »Wir sind von einem elektromagnetischen Feld umgeben, in dem alles und ich meine wirklich alles als Potenzial verfügbar ist: Fülle, Gesundheit, Reichtum, Liebe, Frieden, Harmonie, um nur einige Punkte zu nennen. Alles ist zu jeder Zeit abrufbereit.«

Alice wandte sich an Alain, einen jungen Franzosen, der regelmäßig an sich selbst scheiterte und sprach ihm gut zu: »Wenn du dich blockiert fühlst, suche aktiv nach möglichen Ursachen. Vermutlich hast du sie schon identifiziert und fürchtest dich davor, Konsequenzen daraus abzuleiten und umzusetzen was dir guttut.«

Als wir unser Ziel erreichten und dort oben auf dem K2 standen, so nah am Himmel wie kaum an einem anderen Platz auf der Welt, erfreute ich mich nicht nur am gigantischen Ausblick. Ich spürte eine tiefe Erdverbundenheit. Mir wurde in diesem Augenblick klar, dass ich mir bewiesen habe, was ich zuvor immer schon angenommen hatte: Alles ist möglich und vor allem auch schaffbar. Es ist eine Sache der Energie, die man für die Erreichung bereitstellt. Durch die zahlreichen Begegnungen und Gespräche mit anderen Menschen bin ich auf dieser Reise wieder einmal ein Stück mehr bei mir angekommen. Anderen Menschen aktiv zuzuhören, erweitert den Geist.

Den K2 zu besteigen, bedeutet Entbehrungen in Kauf zu nehmen und Schmerzen zu überstehen. Einem bleibt die Luft zum Atmen weg, man setzt sich Gefahren aus, bei denen andere nur mit dem Kopf schütteln. Von entscheidender Bedeutung ist, in welchem Bewusstsein man einen solchen Kraftakt unternimmt. Als ich mich auf meinen Weg machte, war meine Idee, einen Anblick zu genießen, der den meisten Menschen verwehrt bleibt und eine Referenzerfahrung, die mich vor keiner Aufgabe mehr zurückschrecken lässt. Doch als ich vom Gipfel zurück wieder am Fuße dieses gigantischen Berges stand, wurde mir bewusst, dass es auch um meine eigene Weiterentwicklung ging.

Jahre später beschäftigte ich mich mit dem Minimalismus und der Frage, ob man durch weniger Besitz glücklicher werden kann. Und ich beantwortete mir diese Frage kurz und knapp mit »Ja«. Ich schrieb Bücher darüber, mit welcher Einstellung man sich dem großen Wunsch nach materiellen Besitztümern entledigen kann. Den Anstoß dazu bekamen Hanna und ich in einem buddhistischen Kloster.

Wir setzten unsere Zeit für alles das ein, was uns glücklich machte. Wir fuhren mit dem Mountainbike über die Alpen, erkundeten mit dem Schneemobil den Nordpol und manchmal genossen wir es einfach nur, am Kamin zu sitzen und den Flammen beim Lodern zuzuschauen.

Ich lernte Klavierspielen, auch wenn ich bald schon einsehen musste, dass mir keine natürliche Begabung für Musikinstrumente in die Wiege gelegt wurde.

Ich kann bis heute keine Noten lesen, ich habe die Musikstücke einfach auswendig spielen gelernt. Bei allem, was ich allein oder mit meiner Frau und meiner Tochter erlebte, ging es mir persönlich nie darum, etwas zu tun, um im Außen damit zu glänzen. Ich bemerkte eine Verbundenheit zu mir selbst und hatte das Gefühl, im Fluss des Lebens zu sein: Ich fühlte mich leicht, auch wenn vieles, was ich tat, schwierig war. Irgendwann brauchte ich nicht mehr über den nächsten Schritt nachdenken, sondern folgte den sichtbaren und unsichtbaren Impulsen, die ich empfing.

Ans Leben angebunden und im Leben angekommen zu sein, fast schon intuitiv immer das nächste Puzzleteil zu finden und danach zu handeln, das gab mir die Freiheit, meine Entscheidungen zu treffen, wie ich sie getroffen habe.

Ich habe ein Leben gelebt, wie ich es mir zuvor schöner nicht hätte ausmalen können.

Das wünsche ich auch meiner Tochter, meinen Enkeln und Urenkeln und allen, die dieses Buch lesen.

Heinrich Sturm

# Johanns Gier und weitere Erinnerungen an ein bewegtes Leben

Zeit für eine kleine Pause. Was kommt dir in den Sinn, wenn du dieses Kapitel auf dich wirken lässt? Worüber denkst du nach? Tim J. Weber freut sich auf Feedback und Fragen.

**autorenclub.de/tw/14**

Über den Zugang zur Internetseite des Autors lassen sich die einzelnen Buchkapitel kommentieren. Neben Feedbacks sind auch Fragestellungen möglich, die der Autor per Sprachnachricht oder E-Mail beantworten wird.

Entscheide selbst, ob du Tim J. Weber persönlich Feedback geben möchtest oder deine Meinung mit der gesamten Leserschaft teilst. Wenn Fragen zur Interaktion mit dem Autor aufkommen, beantwortet unser Verlagsteam diese gerne unter: leserfragen@marianprill-verlag.de

# An einem stürmischen Winterabend

Es ist ein stürmischer Winterabend kurz vor Weihnachten. Ein Blatt nach dem anderen surrt aus dem Drucker, als sich die Tür zum Arbeitszimmer öffnet. Mit einer Tasse Wintertee betritt Heinrich Sturm den Raum und beobachtet den Drucker. In seinem Gesicht zeichnet sich ein zufriedenes Lächeln ab.

Und schließlich landet das letzte Blatt auf dem Papierstapel, auf dem steht:

»Besuch vom zukünftigen Selbst – Eine Geschichte über Körper, Geist und Seele und die Frage, warum wir nicht tun, was wir lieben.«

Hanna Sturm sieht durch den Türspalt. Das Geräusch des Druckers hat sie schon ewig nicht mehr gehört. Als sie das Zimmer betritt, in dem ihr Mann in den letzten Jahren nur noch selten anzutreffen ist, stellt sie fest: »Er läuft ja noch.«

Heinrich nickt stumm und glücklich.

»An was denkst du gerade?«, möchte Hanna wissen.

»An vieles«, lautet die Antwort ihres Ehemanns. »Daran, wie wir uns kennengelernt haben. Und an all die Jahre, die wir gemeinsam verbracht haben. Ich denke auch an jene schwierigen Zeiten, die wir gemeistert haben. Bei diesen ganzen Erinnerungen geht mir aber eine Frage nicht aus dem Kopf:

Wann ist ein Leben eigentlich fertig?«

Hanna sieht ihren Mann nachdenklich an.

Heinrich erklärt: »Als ich noch jung war, telefonierte ich mit einem Mann namens Albert. Wir hatten ein Interview vorbereitet und geplant, zu dem er nicht mehr erschien. Im Telefonat warf er diese Frage auf: ›Wann ist ein Leben eigentlich fertig?‹«

»Was könnte er damit gemeint haben?«, möchte Hanna wissen.

»Das habe ich mich auch lange gefragt«, sagt Heinrich und streicht sich mit der Hand über Wange und Kinn. »Auch wenn man diese Frage ganz unterschiedlich beantworten kann, so gefällt mir persönlich der folgende Gedanke am besten:

Ein Leben ist fertig oder auch komplett, wenn die Summe der Situationen, in denen Herz und Verstand eine Einheit bildeten, überwiegt. In dieser Gleichung sollte Dankbarkeit immer eine größere Rolle spielen als die Reue, etwas getan oder noch schlimmer, nicht getan zu haben. Das gilt für den einzelnen Menschen genauso wie für ein Paar. Ein Lebenskonzept zu entwerfen, ob allein oder zu zweit, ist genauso wichtig wie die Umsetzung.

Wenn ich auf mein und unser Leben zurückblicke, dann muss ich sagen, dass ich kaum etwas anders machen würde, wenn ich noch einmal von vorne anfangen dürfte. Und das macht mich wirklich glücklich. Wenn mein Leben morgen enden würde, gäbe es nichts, was ich bereuen würde. Wer kann das schon von sich behaupten?«

Schließlich wirft der Drucker das letzte Blatt aus. Hanna tritt an das Gerät heran, nimmt das Manuskript heraus und klopft die Seiten auf dem Tisch noch einmal ordentlich zusammen, während Heinrich sie dabei beobachtet. Er hat immer schon Hannas Sorgfalt bewundert und sieht seiner Frau dabei zu, wie sie den Papierstapel locht, abheftet und in einem Umschlag verstaut.

»Nur die Adresse fehlt noch«, sagt sie, als sie ihm den Umschlag überreicht und das Arbeitszimmer verlässt. »Das Essen ist fertig. Lass es nicht kalt werden.«

# An einem stürmischen Winterabend

Zeit für eine kleine Pause. Was kommt dir in den Sinn, wenn du dieses Kapitel auf dich wirken lässt? Worüber denkst du nach? Tim J. Weber freut sich auf Feedback und Fragen.

**autorenclub.de/tw/15**

Über den Zugang zur Internetseite des Autors lassen sich die einzelnen Buchkapitel kommentieren. Neben Feedbacks sind auch Fragestellungen möglich, die der Autor per Sprachnachricht oder E-Mail beantworten wird.

Entscheide selbst, ob du Tim J. Weber persönlich Feedback geben möchtest oder deine Meinung mit der gesamten Leserschaft teilst. Wenn Fragen zur Interaktion mit dem Autor aufkommen, beantwortet unser Verlagsteam diese gerne unter: leserfragen@marianprill-verlag.de

# Warum ich dieses Buch geschrieben habe

Ab einem gewissen Alter erreicht jeden Menschen die Erkenntnis, irgendwann wieder gehen zu müssen. Ob das Lebensende früher oder später eintritt, ist von inneren und äußeren Faktoren abhängig. Ganz sicher aber auch z. T. von Umständen, die wir mit unserem rationalen Verstand nicht greifen können. Wer auf sich und den eigenen Körper achtet, ihn hegt und pflegt, erhöht die Chance, bis ins hohe Alter gesund und munter zu bleiben. Gesundheit ist dabei immer ein Zusammenspiel aus Körper, Geist und Seele.

Ich habe dieses Buch geschrieben, weil es mir ein Anliegen ist, diesen Zusammenhang darzustellen.

Die Idee, den jungen Journalisten Heinrich Sturm mit drei Versionen seines zukünftigen Selbst zu konfrontieren, erschien mir dabei besonders sinnvoll. Denn dadurch wird klar, wie unterschiedlich ein Mensch mit seinen Entscheidungen das eigene Leben gestalten kann.

Gibt man sich den äußeren Umständen unreflektiert hin? Oder stellt man sie in Frage? Und wenn man sie in Frage stellt, besitzt man dann die Kraft, Entscheidungen zu treffen und diese diszipliniert umzusetzen?

Ich persönlich habe mich für die Gesundheitsbranche entschieden. Ich stellte mir relativ früh vor, welchen Beruf ich ergreifen würde, wenn ich in einem riesigen Dorf leben würde, in dem jeder eine bestimmte Aufgabe zu erfüllen hätte. Zwar war ich dem finanziellen Wohlstand nicht abgeneigt, bei reiflicher Überlegung jedoch stellte ich fest, dass auch viel Geld zu besitzen, wertlos wäre, wenn man krank wird. Denn Krankheit ist das Gegenteil von Freiheit. Und das Leben macht erst dann richtig Spaß, wenn man gesund ist.

Und so entschied ich mich, mein Einkommen in der Gesundheitsbranche zu verdienen und Menschen dabei zu begleiten, in ein glückliches und erfülltes Leben zu steuern.

Bei all den beruflichen Erfahrungen, die ich bisher gesammelt habe, stellte ich immer wieder fest, dass der Körper Botschaften sendet, die sich so lange wiederholen, bis sie bearbeitet werden. Nicht alle Signale versteht man sofort. Das ergeht meiner Klientel genauso wie mir selbst. Doch man kann sich darauf konzentrieren, sie zu sehen und die Signale zu entschlüsseln.

Dieses Buch ist mit viel Herzblut entstanden. Innerhalb von drei Jahren und während einer Kreationszeit von mehr als 120 Stunden nahmen die Figur Heinrich Sturm und dessen Gesprächspartner plötzlich ein Eigenleben an. Während sich Zeile für Zeile zum Manuskript dazugesellten, wuchs mein Anspruch und mein Wunsch, dieses Buch zu vollenden, in dem viele Gedanken auch meine eigene Geschichte widerspiegeln.

Ich habe mich schon oft gefragt, was ein glückliches und erfülltes Leben ausmacht. Und ich stellte stellvertretend für Heinrich Sturm die Frage, was wohl passiert wäre, wenn er sich von seiner Angst beherrschen lassen und nicht seinen spannenden Lebensweg eingeschlagen hätte. Wieso hat er nicht den einfacheren Weg gewählt und hat in einem anderen Medienunternehmen angefangen? Warum hat er nicht aufgegeben, als seine Leistung anfangs kaum gefragt wurde? Und wieso hat er Menschen in Afrika geholfen, von denen er nicht mehr als ein Lächeln erhielt?

Weil er es konnte. Und weil er es wollte. Er bewies damit Menschlichkeit. Und er tat, was ihm als Mensch etwas bedeutete.

Als Heinrich Sturm ein unfertiges Manuskript bekommt, nimmt er den Impuls auf und schreibt über Begegnungen, die ihn in seinem Leben nachhaltig beeindruckt hatten. Dies führt ihn dazu, sein aktuelles Leben auf den Prüfstand zu stellen und sich mit den wesentlichen, tiefgründigen Fragen auseinanderzusetzen.

In Zeiten, in denen große und einschneidende Veränderungen anstehen, neigen viele Menschen dazu, die Flinte ins Korn zu werfen. Sie haben Angst, geraten in eine Starre, bewegen sich nicht mehr und geben auf.

Ich versuche immer das Positive an der Situation zu sehen und danach zu handeln. Damit zahle ich auf mein Gesundheitskonto ein. Ich habe keine Lust, meine wertvolle Lebenszeit zu verschwenden und genieße mein Leben in jedem Moment. Oder um es mit den Worten eines klugen Menschen auszudrücken: »Es ist wie es ist und es ist gut, wie es ist, weil es ist!«

*(Verf. unbekannt)*

Vielen Dank, liebe Leserin, lieber Leser, dass du dir die Zeit genommen hast, dich in die Geschichte hineinzudenken. Ich würde mich freuen, wenn der eine oder andere Gedanke dich dabei beflügelt, auf dich aufzupassen, in dich reinzuhören und dir Gutes zu tun.

Wir haben nur einen Körper und dieses Leben, das wir bestmöglich nutzen sollten. Für uns und für andere.

Ich wünsche dir nur das Beste und viele gute Entscheidungen,

Tim J. Weber

# Warum ich dieses Buch geschrieben habe

Zeit für eine kleine Pause. Was kommt dir in den Sinn, wenn du dieses Kapitel auf dich wirken lässt? Worüber denkst du nach? Tim J. Weber freut sich auf Feedback und Fragen.

**autorenclub.de/tw/16**

Über den Zugang zur Internetseite des Autors lassen sich die einzelnen Buchkapitel kommentieren. Neben Feedbacks sind auch Fragestellungen möglich, die der Autor per Sprachnachricht oder E-Mail beantworten wird.

Entscheide selbst, ob du Tim J. Weber persönlich Feedback geben möchtest oder deine Meinung mit der gesamten Leserschaft teilst. Wenn Fragen zur Interaktion mit dem Autor aufkommen, beantwortet unser Verlagsteam diese gerne unter: leserfragen@marianprill-verlag.de

# Die Menschen lieben Geschichten

Treffen sich eine IT-Managerin, ein Gastronom, ein Industrieller, eine Pflegedienstleiterin, ein Handwerker und ein Programmierer im Frankfurter Flughafen. Was kommt dabei heraus?

Ein BusinessRoman, der Storytelling in der Personalgewinnung beschreibt – mittels Storytelling.

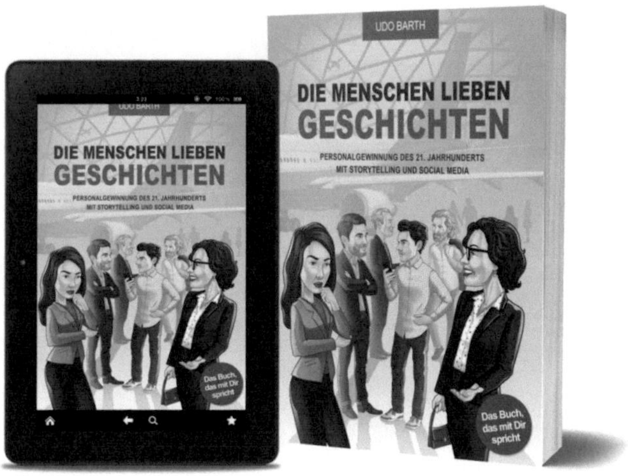


Udo Barth
**Die Menschen lieben Geschichten**
140 Seiten
ISBN: 978-3-949-26507-5

# Betriebsratsarbeit ist wie Fußballspielen

Thomas M. Steins hat viele Antworten auf die Frage, welche Aufgaben Betriebsräten abverlangt werden. Als Strategieberater und Betriebsratscoach unterstützt er Mitbestimmungsgremien, die sich gerade neu gegründet haben oder in Zeiten der digitalen Transformation enormen Herausforderungen gegenüberstehen, mit Know-how und Tools. Für seinen Business-Roman kreierte der Autor die Figur Nele Lingard, eine junge Studentin, die nach einem Schicksalsschlag ihrer Eltern auf der Suche nach Unterstützung ist und diese in einem Praktikum findet, das seinen Anfang in einem Fußballstadion nimmt.

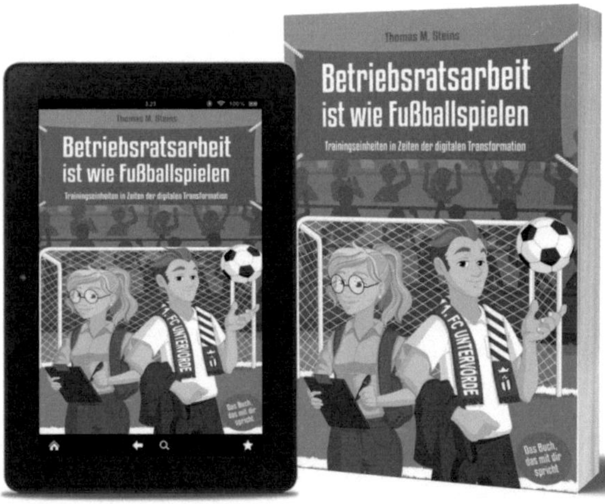


Thomas M. Steins
**Betriebsratsarbeit ist wie Fußballspielen**
146 Seiten
ISBN: 978-3-949-26501-3

Überall erhältlich wo es Bücher gibt

# Vom Junkie zur Umsatzmillionärin

Als 21-Jährige beginnt Birgit Möller damit, Ecstasy zu konsumieren, drei Jahre später ist sie schwer heroinabhängig. Für die Geburt ihrer ersten Tochter geht‘s vom Gefängnis direkt in den Kreißsaal. Erst die Langzeittherapie beendet die dunkelste Zeit ihres Lebens.
Schließlich gründet Birgit Möller ein Unternehmen, das sie mit viel Beharrlichkeit aufbaut. Im Jahr 2017 verzeichnet die Firma das erste Mal siebenstellige Umsätze. Dieser Erfahrungsbereich ist gespickt mit Anregungen für Gründerinnen und Gründer und für Privatpersonen, die sich verbessern möchten.

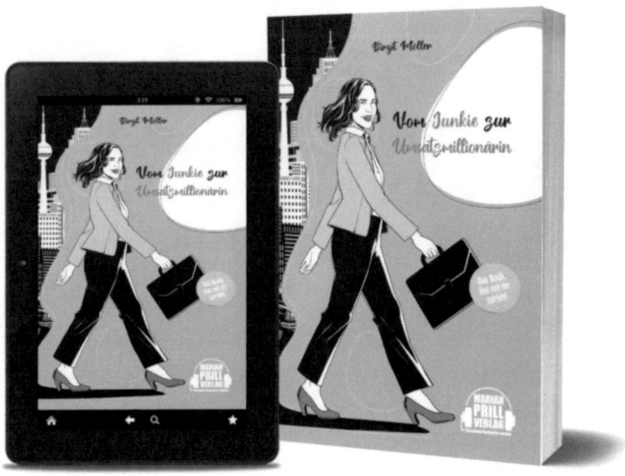


Birgit Möller
**Vom Junkie zur Umsatzmillionärin**
136 Seiten
ISBN: 978-3-949-26510-5
Überall erhältlich wo es Bücher gibt

## Weitere Bücher aus dem Verlag

Mach mit beim

**1 Million Autoren Buch**

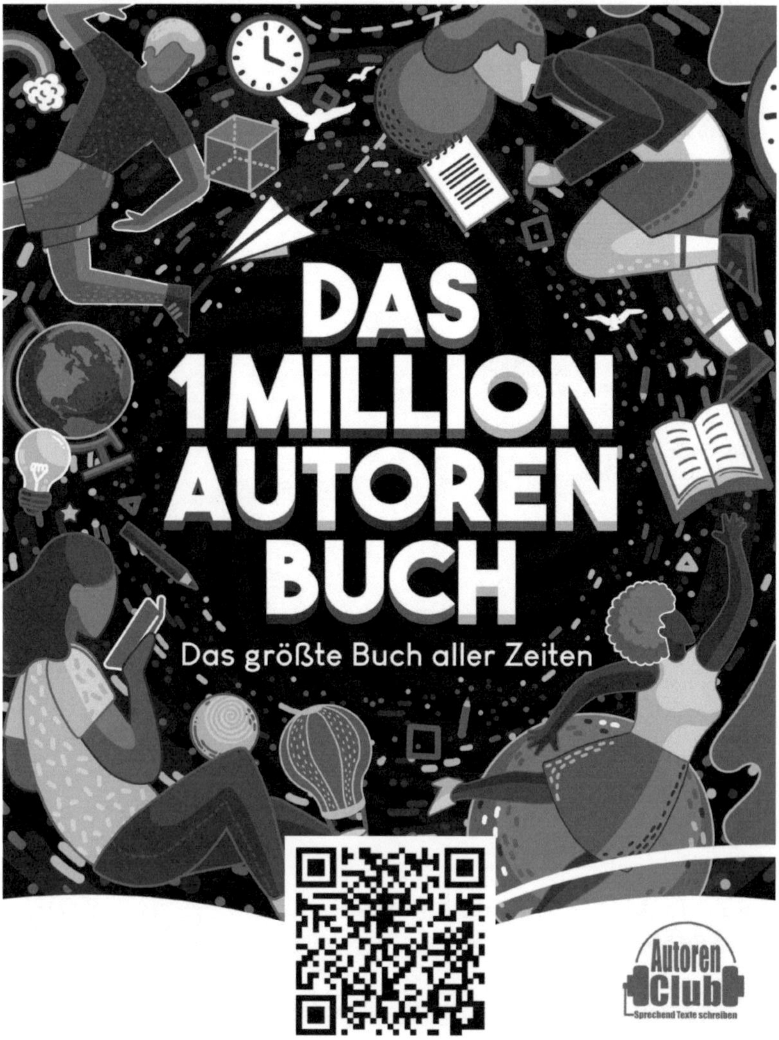